内经脉法
临床悟道

张久亮 著

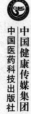

中国健康传媒集团
中国医药科技出版社

内 容 提 要

　　脉诊为中医临床诊断的基本技能之一，医门中历代圣贤莫不重视脉诊。然而现代人于对脉象的掌握却是"在心易了，指下难明"。本书作者潜心研究、实践脉诊多年，全心研读《内经》关于脉学的记载，并且熟读诸多脉诊专著，临床以脉诊指导临床的开方用药。作者将其掌握的《内经》脉法和盘托出，并附以医案举隅，以期为岐黄医道的传灯续脉。本书适用于中医院校师生、临床医生、中医爱好者。

图书在版编目（CIP）数据

内经脉法临床悟道 / 张久亮著 . — 北京：中国医药科技出版社，2021.9
ISBN 978-7-5214-2663-2

Ⅰ . ①内⋯　Ⅱ . ①张⋯　Ⅲ . ①脉诊　Ⅳ . ① R241.2

中国版本图书馆 CIP 数据核字（2021）第 147830 号

美术编辑　　陈君杞
版式设计　　也　在

出版　**中国健康传媒集团** | 中国医药科技出版社
地址　北京市海淀区文慧园北路甲 22 号
邮编　100082
电话　发行：010-62227427　　邮购：010-62236938
网址　www.cmstp.com
规格　710×1000mm ¹/₁₆
印张　10
字数　169 千字
版次　2021 年 9 月第 1 版
印次　2021 年 9 月第 1 次印刷
印刷　三河市百盛印装有限公司
经销　全国各地新华书店
书号　ISBN 978-7-5214-2663-2
定价　**39.00 元**

获取新书信息、投稿、为图书纠错，请扫码联系我们。

自序

　　1981 年笔者考入北京第二医学院，也就是现在的首都医科大学。1986 年本科毕业后工作于北京市儿童医院，成为一名儿科医生。由于长期以来喜欢传统医学，作为一名西医医生可以选择的就是报考中西医结合专业的研究生。考试顺利通过后，1989 年秋季，笔者开始了中西医结合研究生阶段的学习，导师是中日友好医院史载祥教授。1992 年，笔者获取硕士学位。随后，就职于中日友好医院。

　　工作后，努力提高中医水平便成了首要的目标。千里之行，始于足下；掌握基本技能是实现这一目标的前提。

　　脉诊为中医临床诊断的基本技能之一。医门中历代圣贤莫不重视脉诊，对其在临床中的重要性，皆各有阐述；甚至在中药书籍中亦先予以强调。如先贤汪昂在《本草备要》自序中所述："医学之要，莫先于切脉，脉候不真，则虚实莫辨、攻补妄施，鲜不夭人寿命者。"

　　笔者潜心脉诊学习多年，虽熟读诸多脉诊专著，而于临床实践中却难以得到证实。脉上的分析结果与患者实际情况符合率低，基本上不能指导临床的开方用药。此后，全心研读《内经》中关于脉学的记载，收获甚多，临床应用效果显著。

以笔者个人的实践结果统计，脉诊分析结果与患者的实际情况比较，符合率在80%以上，并且亦可发现患者未曾注意到的病症。通过回顾个人的学习历程，我发现按照中医阴阳五行这一理论的指导来学习脉法，是掌握这一技能的关键和捷径。孔子曾说："吾道一以贯之。"以《内经》全文的指导纲领而言，笔者亦可曰：中医之道，阴阳五行以贯之。

纵观中医脉诊专著，自西晋王叔和而下，不可谓少，《濒湖脉学》是广为熟知的脉学专著之一。然而中医临床工作者对脉象的掌握常常"在心易了，指下难明"。深究其因，大约有三：其一，历代医家皆视脉法的核心部分为秘法，极少外传，在其著作中几乎不曾流露，以致缺少传承。这是最重要的一点。往昔诸贤的著作，大多仅仅讲述某脉对应某证或临床表现，而缺少对核心脉法在实际应用的讲解，也即脉诊原理的推演。对关键问题避而不言，或有失误；并且各自的侧重点也有差别，对同一脉象的观点也不统一，甚至创造名词；虽各有心得，然而却难以"一以贯之"。结果是脉理难明，并给后世学医者制造了一定的混乱，而无所适从。其二，由于缺少脉法的传承，脉诊在实际应用的过程中难以发挥重要的作用，也就不被中医学者所重视了，这种现象非常普遍。其三，脉诊学习有其自身规律，需要师带徒的方式当面讲述、分析，方能领悟；依靠自学，则要走很长的路，方能明了。当然也必须走在正确的路上；如果不能走在正确的路上，虽皓首穷经，也不可能明了。

中医书籍已经汗牛充栋，本不欲再著书籍以劳人眼目。然而，从事中医、中西医结合临床工作已经二十六载有余，感悟不少。岐黄传下《灵》《素》二经，昌明了中医大道，核心脉法隐含于其中。笔者既已得知此核心脉法，若不公开，恐其亦如同其他中医绝学一样失传。故而，尽管笔者脉诊功夫尚未达于上乘，仍执意将之编辑成册，以为岐黄医道的传灯续脉做些许工作而已。

张久亮

2021 年 3 月

前言

对于中医的理法特点，笔者不必重复。仅就内科而言，中医水平的提高有三大难点，分别是医理、诊法、方药。其中，诊法的提高尤难。诊法中有望、闻、问、切四诊。此四诊之中又以色诊、脉诊尤为关键；如《素问》所述"能合色脉，可以万全"。而现代中医师主要以问诊为主，舌诊、脉诊为辅；临床中可"望色察病""凭脉辨证"者真可谓是凤毛麟角。

经过多年的探索，笔者发现了《黄帝内经》所蕴藏的脉法秘密。此秘密是古医圣的心传之法，千载以来，如水中之月，可见而不可及。将此秘密心法公布于众，使中医学者沿此路径学习脉法，纵不能造其巅，亦可登堂入室，得见我中华传统文化之精深；亦由此可真实感悟到东方五千多年文明传承中所孕育的、令人崇拜而自信的、优秀的本土文化。本书的第一部分直言脉法。对脉法的应用，主要是以脉案的方式来体现。在本书中总结了 32 例脉案，以便读者了解脉象解释的全部过程。此脉案部分放在第三部分。

第二部分的内容是仅就笔者个人专业范围内，对常见的心脑血管等疾病的医理进行再分析。因为按照《黄帝内经》所述中医理论推演这些疾病的病因病机，与现代中医教材中的所述差异较大。

而笔者按照《黄帝内经》所述理论的指导，疗效明显提高；且《黄帝内经》所述的医理与脉法本是同理，不容分割。

依笔者观点，就目前中、西医两家而言，是西医在进步，而中医在退步。中医退步的重要原因之一是对经典的重视不够。而每每言及中医，人们常常以博大精深来赞美，而客观事实是，当今的中医著作中却逐渐增多了西化的中医理论。精深的含义是"精密深奥"。若不断地从西医中采摘理论来补充自己，其"精深"的赞誉便名实不符了。再者，这些西化的中医理论不仅不能提高反而降低中医药的疗效。在此，笔者以《黄帝内经》医理分析一些现代疾病，通过这部分内容，以恢复传统中医分析疾病的过程；并展示《黄帝内经》理论之精深，使中医学者识得自家之珠玉而珍视之。

张久亮

2021 年 3 月

目录

《内经》脉法理论

以《内经》理论分析常见疾病

临证脉案分析

《内经》脉法理论

第一章 《内经》脉法概况

《内经》是中医的源头。其中，脉法是其重点讲述的部分之一。《内经》中以讲述脉法为主的篇章有《脉要精微论》《平人气象论》《玉机真脏论》《三部九候论》《大奇论》《邪气脏腑病形》等；当然其他诸篇亦多涉及脉诊、脉法。所述内容丰富，阐述的角度多样。从脉诊的部位上讲，有独取寸口脉的脉法，有三部九候的脉法，有人迎、寸口比对的脉法，有虚里的诊法等；从脉象与疾病的关系而言，有凭脉辨病、辨证的论述；也有以病证推演脉象的相关内容。从影响脉象的因素而言，涉及年龄、季节、运气、形体、性别、性格等；从所述脉理而言，或按阴阳归类分析，或按五行归类分析，或按三阴三阳归类分析，其中也涉及太过不及、气血虚实等。

笔者以为，从《内经》脉法的整体角度而言，《内经》脉法由两部分组成。其一为诊脉的部位及具体的操作细节；其二是对所查的脉象进行分析时所用的原理，也即是脉理。这两者既有区别又有密切联系。

从脉诊部位上分类，《内经》脉法可分为三种，因为此三种脉法在《内经》中表述较为明确，体系的讲述趋于完整。一是，三部九候遍身诊法，即头天地人、手天地人、足天地人；二是，阴阳对比的诊法，就是诊人迎脉和寸口脉，人迎属阳，寸口属阴；三是，临床中普遍运用的独取寸口的诊法。

无论是三部九候、阴阳对比，还是独取寸口的脉法，对所查脉象进行分析的脉理只有两种。其一，按照阴阳五行法进行分析；其二，按照三阴三阳法进行分析。如《内经》所述："查之有纪，从阴阳始；始之有经，从五行生。"

以阴阳五行、三阴三阳的脉理分析相应方法所得的脉象，也可以称其为阴阳五行脉法及三阴三阳脉法。

然而《内经》只对所诊部位进行了明确的讲述；具体的操作细节并未予以明示，而将其隐含在字里行间，读者难以明了。至于脉理的实际应用，《内经》也是未予明确指示。这两部分属于《内经》脉法的核心部分；迄今，在中医界未有人提及，临床应用更是难得一见。《内经》这种以隐晦的方式讲述脉法的模式，笔者以为与中国传统文化的传承规则有关。《素问·气交变大论》表达了"得其人不教，是谓失道，传非其人，慢泄天宝"，这样一种传承规则，所以《内经》脉法中的核心部分是以不公开的方式传递，其传承应以师徒之间的口耳相传的方式，正如《灵枢》自述"余闻先师，有所心藏，弗著于方"。不仅仅是医门，其他方面的中国传统文化的传承，如武学、养生等，也有类似的说法；即使是儒家，也遵循这一原则——择人而授，绝不将其核心秘密笔之于书。《论语》中记载，子贡曰："夫子之文章，可得而闻也；夫子之言性与天道，不可得而闻也。"

如果知晓了《内经》脉法，从文献记载中可以发现，仲景先师是其传人之一，仲景先师不仅精于独取寸口等脉法，还精于三阴三阳、阴阳五行脉法。后世医家，如滑伯仁、李中梓等亦可视为其传人。然而，这些医家大多以独取寸口脉为主，且只是精于阴阳五行脉法，而三阴三阳的脉法却未见传承。后世这些《内经》脉法的承传者在其著作或脉诊专著中，对于《内经》脉法、脉理的核心部分，基本上就是寥寥数语，一带而过；如滑伯仁在其《诊家枢要》中述到"久久成熟，一遇病脉，自然可晓"；以至绝大多数中医学者虽然读到这些著作，但对作者所讲述的相关内容，难以明了。这些著作中所讲述的大部分脉法，即是我们现在熟知的那些某脉对应某证、病。这部分脉法亦起源于《内经》，属于《内经》脉法的一部分，为非核心的那部分。经过历代名医的总结、发挥而昭然于世。而《内经》脉法的核心部分已经处于濒于失传的状态，在中医药大学的教材中及现存的中医文献中，均未见阐述。其中三阴三阳脉法恐怕早已经失传了。虽然明代王宗泉在其传授的《脏腑证治图说人镜经》中讲述了三阴、三阳的脉法；然而，其以"左寸口脉"为人迎、"右寸口脉"为气口的说法基本上沿袭王叔和《脉经》、李东垣《脉诀执掌病式图说》的观点，却与《内经》相关内容并不相符合。没有详细解释左手寸口脉为什么可以代表《内经》的人迎脉，故难以为凭。

了解《内经》脉法的概况，对于中医学者学习脉法大有裨益，可以指导学者去学习哪些内容？手法如何操作？脉理如何应用？笔者潜心多年，方得其脉络。

第二章 《内经》脉法的基础原理

　　阴阳五行学说是中华先民用以认识自然、解释自然的世界观及方法论。

　　根据"天人合一"这一理念的指导，阴阳五行学说同样适用于对人的形体结构（五脏六腑、四肢百骸、经络系统）、生理状态、疾病状态、病理机制的认识和分析。同理，也适用于对"脉象"的认识和分析；是中医认识人体生理、病理状态的一个重要手段；同样，可以作为调节人体阴阳、五行，治疗疾病的一个重要理论依据。

第一节　阴阳论脉

　　《指玄篇》曾述："玄篇种种说阴阳，二字名为万法王。"《指玄篇》是道家关于心身修养功夫方面的专著。中国传统医学在认识人体的结构，生理、病理，诊断、治疗等方面，同样也离不开"阴阳"。通观《内经》所述，亦可说：《内经》篇篇说阴阳，阴阳名为万法王。

　　《素问·阴阳应象大论》："阴阳者，天地之道也，万物之纲纪，变化之父母，生杀之本始，神明之府也，治病必求于本。"此文即是告诉后学，阴阳法则是认识世界万事万物的一个根本法则，也是认识人体生理、病理，治疗疾病的一个根本法则。同样也是"脉诊"的一个根本法则，如其本篇随后所述"善诊者，察色按脉，先别阴阳"，即通过脉诊对所察的脉象按照阴阳法则进行归类分析，以判断人体的阴阳偏盛；以便通过药、针、灸等方法进行调整，使阴阳平衡而达到治疗目的。

　　综观《内经》所述以及历代医家著作，阴阳亦是认识脉象、分析脉象的根本大法之一。笔者根据《内经》所述，归纳出7对阴阳分析方法，以分析脉象、判断人体的阴阳状态；其中鲜为人知的阴阳辨脉部分将在"脉理疑难点解析"中予以细致地讲解。

一、左、右论脉

右手寸口脉属阳，左手寸口脉属阴。

左右寸口脉的阴阳属性，一直悬而未定；多本脉学专著，各说各理。笔者依据古今各医家论述已将此难点分析清楚，即右手寸口脉属阳、主气；左手寸口脉属阴、主血。具体分析见"脉诊理论疑难点解释"。

二、浮、沉论脉

浮、沉即是指下浅深之意。浮取为阳分，主外、主表，对应于人体的背部；沉取为阴分，主内、主里，对应于人体的胸腹部。也即《内经》所述的"前以候前，后以候后"之意。

在这里需要对《内经》这两句话做一下简短的解释。古今医家，解释不一，多数医家将"前"解释为寸部，"后"解释为尺部。笔者以为《内经》在该篇中通过"上、中、下"的描述已将寸、关、尺三部解释清楚了，绝不会再通过"前以候前，后以候后"的方式重复表达。因为在《内经》的成书年代，需在竹简上刻字，故古人惜字如金。解释"前以候前，后以候后"，应该结合实际脉诊情况综合考虑。古人诊脉，大多与患者对面而坐。其中第一个"前"表示为浮取；浮取，为诊脉过程中最先做的，即是前；第二个"前"代表患者的背部，这是由于患者的背部在诊者的最前面，其意就是浮取以诊患者的背部，"背"属于阳。第一个"后"字代表沉取，是继"前"之后，在"沉分"位置诊脉；第二个"后"字代表患者背部的后面，也即胸腹部。以浮取（先去）候"背"，沉取（后取）候胸腹的脉诊记录，在传统中医文献中有相关的记录，如《伤寒论》中所述"太阳之为病，脉浮，头项强痛而恶寒"（太阳经行走于背部，"浮位取"候背部）；《金匮要略·胸痹心痛短气病脉证治》，述"寸口脉沉而迟"（沉位取以候胸）。

三、寸、尺论脉

寸部属阳位，主人体的上部；尺部属阴位，主人体的下部。即《内经》所述"上竟上，下竟下"之意。

四、脉体形状论脉

"脉体"指脉的形体及其搏动的特点。一般而言，以脉体辨阴阳可以认为，缓脉、大脉、滑脉属阳；紧脉、涩脉、小脉属阴。或采用仲景先师的分类方法，即：大、动、滑为阳脉，涩、弱、弦、微为阴脉。

五、迟、数论脉

迟为阴，数为阳。然而迟、数却有两种含义。其一指脉的至数，一息六至，为数脉；一息三至，为迟脉。稍识脉者，即知此事。对此不需要进行解释。其二是指脉搏波在诊者指下划过的速度，由于不同脉的脉搏波在指下划过的速度不同，会产生一部独数、独迟，及迟数并存的现象；自古至今，知此事者罕有其人，自《内经》而下，仅仲景先师（《金匮要略·胸痹心痛短气病脉证治》记载"寸口脉沉而迟，关上小紧数"）、许叔微（《普济本事方》卷第八"昔有乡人丘生者病伤寒。予为诊视，发热头疼烦渴。脉虽浮数而无力；尺以下，迟而弱"）等几人而已。此亦是中医脉诊中的一大秘密。对此种脉象的具体机制解析，见本书第一篇第三章"脉理疑难点解析"。

六、"来、去"论脉

以"来去"分阴阳，在经典医籍上有详细的记载，而今人鲜有一用，基本上无人提及，此实是一大遗憾。所以本书重加申明。《素问·阴阳别论》所载："所谓阴阳者，去者为阴，至者为阳"。此说即是将每一个脉动之中，对脉搏搏动的"一起及一落"再进行阴阳的划分。其中，脉的升起过程为"阳"；脉的下落过程为"阴"。如滑伯仁在《诊家枢要》中解释为："来者，自骨肉之分而出于皮肤之际，气之升也；去者，自皮肤之际而还于骨肉之分，气之降也。""脉来"对应人体的阳分，在上、在外；"脉去"对应人体的阴分，在内、在里。至于"来、去"的用法，可见"脉理疑难点解析"。

七、"动、静"论脉

"动"即是脉搏波之动，即脉搏搏动波的一起一落；"静"即是两"动"之间的静止期。用以比较"动"与"静"的长短；通过比较"动"与"静"的长短，以判断阴阳的偏盛。这也即是滑伯仁所述的"至、止"。此法之用，是在脉的"至数"不数，或有紧象时进行观察，以判断有无郁热等。此乃千古之秘，首次讲解。具体分析见"脉诊疑难点解析"。

第二节　五行论脉

诊脉的另一个基本法则是按五行论脉。《素问·宝命全形论》记载："人以天地之气生，四时之法成。"此文即是讲生命由阴阳、五行之气和合而成。《素问·脉要精微论》进一步讲："四变之动，脉与之上下……微妙在脉，不可不察，察之有纪，从阴阳始，始之有经，从五行生，生之有度，四时为宜。"经文中讲述四时即是五行之别名，因土王于四季，四季即包含土，即四季月（季即是第三之意；四时中，皆又分为孟、仲、季月）。其意就是按照五行（四季）论脉。

按五行论脉是由三个方面组成。第一，按照左、右寸口的脏腑所在的位置进行分位。第二，按照内外的浮沉次序分候五行（五脏）的气血，也即分层候脉。第三，即将脉象按木、火、土、金、水进行分类。

一、上下位置论五行

《素问·脉要精微论》记载："尺内两旁，则季胁也，尺外以候肾，尺里以候腹中。附上，左外以候肝，内以候膈；右外以候胃，内以候脾。上附上，右外以候肺，内以候胸中；左外以候心，内以候膻中。前以候前，后以候后。上竟上者，胸喉中事也；下竟下者，少腹腰股膝胫足中事也。"后世医家皆在此基础上进行发挥，亦因发挥而有别。

笔者认为，《内经》的重点之一是五行（五脏），以五脏为提纲，旁述六腑等；论脉的主体之一是五行脉法；治疗疾病要点之一，亦是以五行为主，如《素问·调经论》所述：

"帝曰：人有精气津液，四肢九窍，五脏十六部，三百六十五节，乃生百病，百病之生，皆有虚实。今夫子乃言有余有五，不足亦有五，何以生之乎？"

岐伯曰："皆生于五脏也……五脏之道，皆出于经隧，以行血气，血气不和，百病乃变化而生。"

所以只重五脏（五行）之脉即可。笔者此观点亦受清代先贤陈士铎的影响，其在《脉诀阐微》中讲述如下："五脏七腑各有脉，俱在寸关尺观之。《内经》分三部之内外、前后、上下，以细察其部位，何其详也。而鬼真君独重五脏，将七腑略而不言……不知脏可以包腑，而腑不可以包脏，论腑太详，必至反遗夫脏矣。不若专言五脏，治脏而治腑在其中矣。"

部位分列如下：

左寸——心（火）　右寸——肺（金）

左关——肝（木）　右关——脾（土）

左尺——肾（水）　右尺——肾、命门（火）

二、浮沉深浅论五行

将五脏按照内外排列的五层脉法，古时曾有应用，而今已少有人提及。该法的具体操作是：皮层候肺，脉层候心，肉层候脾，筋层候肝，筋下骨上候肾。此法为《难经》所述："脉有轻重，何谓也？然，初持脉，如三菽之重，与皮毛相得者，肺部也；如六菽之重，与血脉相得者，心部也；如九菽之重，与肌肉相得者，脾部也；如十二菽之重，与筋平者，肝部也；按之至骨，举指来疾者，肾部也，故曰轻重也。"此即五脏脉的内外排列次序，若究其源头，亦来于《内经》，只是《内经》含而未发，若非秦越人点破，后世医家万难明了。读者若精读、理解《内经》所述脉诊法理后，即可默识此五层（五行）脉法。自《脉经》以后，后世医家在其著作中或有引用。至于对该脉法如何应用，滑伯仁曾有简述；李中梓除引用之外，尚加缀述，以赞其妙，所述如下："由是推之，不独以左右六部分候脏腑，即指下轻重之间，便可测何经受病矣。粗工不察于此，而专分六部，则脉中之微妙，岂在是可尽其蕴耶。"另，明代朱栋隆曾在其著作《四海同春》中讲述了此五层脉法的应用；然而其文字表达却难以令读者明了。

以上两条合用，实为立体诊脉的体现。两者有互相补充、印证之用，如右手第四层察到脉大而有力，左关部之脉多现大浮之象。

若以寸关尺三部配合五层方法诊脉，则左右两手共有30个位点（从理论计算），若再以《灵枢》的六种基本脉象（《灵枢》仅就脉象纲领予以讲述，实际临床上常见脉象更多。常用脉象包括：长短、粗细、紧缓、滑涩、有力无力等多种，且一部分脉象可为复合脉）计算组合类型，则会出现

$30 \times 29 \times 28 \times 27 \times 26 \times 25$ 种脉象。若再加上"来去、至止"等因素分析，则脉象变化则达几十亿种之多，而其判断原理即是阴阳五行。如此学习、应用脉法，才可以体验《内经》所述"知其要者，一言而终；不知其要，流散无穷"的真实含义。

通过上述介绍，读者可知，以左寸心为例，心中包了金、木、水、火、土，其他脏亦是如此。此点乃是《内经》脉法的又一大秘密，笔者首次向外公开。由此可知，远古时代五行互藏理论已经应用于临床脉诊之中了。介绍《内经》脉法至此，读者可以了解到远古时代脉法的精妙了。

五脏脉位，即左寸心、右寸肺等按位置的诊法，与分层诊五脏的诊法均是诊查五脏之气的是否正常。而两者之间的关系，自《内经》而下的相关书籍并未直接讲述，然而可以从传统中医文献所阐述的原理推导出来。在脉诊中两者实为"源"及"流"之间的关系。其基础原理即是"五行互藏"。

1. 五行互藏

张景岳在《类经图翼》中述到："五行之中，复有五行"。其意如其自述："知五之为五，而不知五者之中，五五二十五，而复有互藏之妙焉。"此五行互藏也即是木火土金水每一行中，又包含木火土金水。如其随后述到："五行之中，一无水之不可也，一无火之不可也。一无土之不可也，一无木之不可也，一无金之不可也。"由此理推演，每一脏之脉中亦含五行之脉。

现以五行互藏之理，解释脾土之脉为例。脾土脉位在右手关部，其中有"木、火、土、金、水"。五层诊脉时，第一层查脾土之气。肺主一身之气，肺气布散到脾土即为脾气，通过查脾胃之气可以间接查肺气。第二层查脾土之火，心及命门属火，主一身之火，火气布散到脾土即为脾土之火；通过诊查脾土中之火，可以间诊查心火、相火之旺衰。第三层查脾土本位，此则不需赘述。第四层查肝木，木主一身之升发、主一身之动，木气布散到土，即是脾土中之木；查脾中木气，可以间接诊查肝木之旺衰。第五层查肾水，肾水滋润一身，水气布散到土，即是脾土中之水；查脾中水气，可以间接诊查肾水之旺衰。其他四脏与此一致。

2. 五脏之位为"源"，五层为"流"

清末名医彭子益在其《圆运动的古中医学》中述到："人秉大气的木气而生肝脏与胆腑……人身处处有疏泄作用，处处有木气。心与小肠主血，有宣通作用……人身处处有宣通作用，处处有火气。肺与大肠主皮毛，有收敛作用……人身处处有收敛作用，处处有金气。肾与膀胱主骨，有封藏的作用……人身处处有封藏的作用，处处有水气。脾与胃主肉，有运化的作用……人身处处有运化的作用，处处有土气。心包与命门主油膜，有燔灼的作用……人身处处有燔灼的作用，处处有相火之气。"由此可知，五行之气并非只是存在于本部，而是贯于一身。表明各部皆有五行之气。此也是五脏互藏的进一步发挥。

贯穿于一身的五行之气在脉象上也有相应的体现。如《太素脉要》所述："天有五行，人有五脏；五行之气，注于五脏而见于脉。"其意为天中五行之气，注于人体的五脏；此五行之气，通过五脏而在脉象上有其相应的体现。结合彭子益所述之医理，寸口脉各部均有五行之气的体现。

由于《内经》已经明确说明了五脏在左右寸口脉中的相关位置。综合分析可知，从"脉"角度而言，五行之气，也即五脏之气发于本位，而贯穿于寸关尺部。举肝木为例，木气发于左关位而贯穿于左右寸口脉的寸关尺三部。此即是，五脏之位为源头，而五层分别为五气流行之道路。即五脏之位为"源"，五层脉气为"流"。

三、脉体特征论五行

脉象的五行分类就是指脉体的五种形态，即弦、钩、代、毛（浮）、石（营）。此五行脉象是与五层诊脉法相对应的，《内经》《难经》均未明言。从理论上来讲，人体内自有春夏秋冬，对应五脏——心、肝、脾、肺、肾。肺朝百脉，五脏脉气皆于"气口"中有所显现，按照五层诊法即可查五脏气血。从实践来看，也只有按照五层脉法，再配合相应的季节，才可以更清晰的查到《内经》所说的这五种脉象。对于此五种脉象《内经》在多篇中均有论述，其中在《素问·玉机真脏论》讲解得较为详细，并讲述了五脏脉象随四时的变化而出现的生理变化。根据生理变化即可判断病理变化，即首先讲述生理脉象，并按照太过、不及的脉象阐述病理脉象，兹简录原文如下。由于存在一些难点，在原文下面，在"按"中略加分析。

黄帝问曰：春脉如弦，何如而弦？

岐伯对曰：春脉者肝也，东方木也，万物之所以始生也，故其气来，软弱轻虚而滑，端直以长，故曰弦，反此者病……其气来实而强，此谓太过，病在外；其气来不实而微，此谓不及，病在中。

按：此平肝脉特点是长、直、滑、轻盈活泼，与《素问·平人气象论》所述"平肝脉来，软弱招招，如揭长竿末梢"所表达的含义是一致的。其所诊的部位在第四层，也就是"筋"的这一层，与春季春分时节尤为符合。

帝曰：善。夏脉如钩，何如而钩？

岐伯曰：夏脉者心也，南方火也，万物之所以盛长也，故其气来盛去衰，故曰钩，反此者病……其气来盛去亦盛，此谓太过，病在外；其气来不盛去反盛，此谓不及，病在中。

按：心脉（夏脉）的主要特点由二部分组成。其一是"钩"，钩脉的含义，是指一个脉搏波的"来"与"去"的夹角变锐，与肾脉（冬至）的脉象（"来""去"之间的夹角变钝）相对应。对此《难经》曾述："夏脉钩者，心南方火也，万物之所茂，垂枝布叶，皆下曲如钩，故其脉之来疾去迟，故曰钩。"虽然秦越人已经说明，但由于其未进一步讲明是以"来、去"的夹角来解释，致使中医学者仍难理解。其二，是脉搏波的"来"偏大、有力、偏快，"去"偏小、力度减弱也即是《内经》对心脉特征所做的描述，即"来盛去衰"。目前大多学者认为钩脉即为洪脉，这是由于观察角度不同而造成的。至于现在将洪脉认为是钩脉，则只是从脉的形体、力度而言，距离经典所述，已经有一些距离。

帝曰：善。秋脉如浮，何如而浮？

岐伯曰：秋脉者肺也，西方金也，万物之所以收成也，故其气来，轻虚以浮，来急去散，故曰浮，反此者病……其气来，毛而中央坚，两旁虚，此谓太过，病在外；其气来，毛而微，此谓不及，病在中。

按：从文字角度分析，"轻虚"之意为，轻盈、不实；"以浮"的含义是有上涌之势。"来急去散"是指从脉的"来、去"观察，"来"稍紧，"去"为散（与来相比）。从与肝脉对比的角度分析，肝脉是"轻虚而滑，端直以长""滑"是有一定的充实感；以此对比分析，说明肺脉充实感不明显；肝脉长，肺脉则短。再结合《素问·平人气象论》述："平肺脉来，厌厌聂聂，如落榆荚。"张志聪解释"厌厌，安静貌；聂聂，轻小也""如榆荚者，轻薄而中不虚"。综合分析，平肺脉是安静、轻小，但有上浮力的脉，并且来急、去散。

辨误：需要注意，在脉诊专著中，已经一致认为，浮脉即为肺脉（毛脉），与沉脉相对；其脉象即如《脉经》所述："浮脉，举之有余，按之不足。"此观点发展到明代时，《濒湖脉学》进一步做了解释，其七言绝句是"浮脉惟从肉上行，如循榆荚似毛轻。三秋得令知无恙，久病逢之却可惊"。这一观点一直影响到现在。但若从理论及临床实践中来看，这个观点是不正确的。首先，从四季来看，春生、夏长、秋收。秋季天气转凉，万物收敛。人与天地之气相应，人体的气血亦从夏季的外泄状态转为秋季的内收状态；所以脉象即如《内经》所述"秋日下肤，蛰虫将去"，即《脉确》注释："秋日阳气降，蛰虫将去。故其脉渐沉而下肤。"由此可知《内经》在所述的秋脉"浮"并非《脉经》所述的浮脉；而是如《难经》所述的"秋脉毛者，肺西方金也，万物之所终，草木华叶，皆秋而落，其枝独在，若毫毛也，故其脉之来，轻虚以浮，故曰毛"。其次，从《濒湖脉学》述"肉上行"这一点入手分析。现在诊脉大多分为"肉上、肉中、肉下"；按照滑伯仁解释是指"浮、中、沉"，当今《中医诊断学》亦以此为标准。其述"惟"字则提示，中取、沉取皆不可得。从临床实践中得知，就寸关尺整体脉象而言，是不成立的；如若认为所指为右寸部肺位，亦不甚符合。那么《内经》所述的"秋脉浮"究竟是指什么？这应该结合"沉"进行解释。《内经》及《伤寒杂病论》论脉的过程中，"浮、沉"二字有两种含义，其一是表示深浅，形容寸口脉的脉体位置距离皮肤的深浅；其二，表示浮起、上浮之意，如《辨脉法》所述："浮而紧，名曰弦。"此处之"浮"含有动词之性，意为有上浮之意，并非指深浅；与《内经》所述"轻虚以浮"中"浮"的含义是一致的。《内经》在此处讲述五脏脉时，是以五层脉脉法为主的讲解（见上文讲述），用《内经》的五层脉法解释就基本明白了；即在秋季，诊第一层脉时（《难经》解释为三菽之重），得到安静、轻小，但有上浮力的脉象。此脉象从临床实践中也可以得到进一步的印证。

帝曰：冬脉如营，何如而营？

岐伯曰：冬脉者肾也，北方水也，万物之所以合脏也，故其气来沉以搏，故曰营，反此者病……其气来如弹石者，此谓太过，病在外；其去如数者，此谓不及，病在中。

按：这也是按五层脉法进行叙述的。指的是冬季时第五层——肾脉的特点。人体之中自有春夏秋冬，亦自有春夏秋冬之脉象，即五层脉法所得之脉象。人体自身的春夏秋冬又受外界的春夏秋冬的影响，所以即使是经脉（《内经》述脉，将经脉视为正常的脉象，如其所述"必先知经脉，然后知病脉"），也随四季而变化。按照《内经》记载，脉象亦受五运六气的影响，由此可知正常脉象就有多种变化。

帝曰：四时之序，逆从之变异也，然脾脉独何主？

岐伯曰：脾脉者土也，孤脏以灌四旁者也。

帝曰：然则脾善恶，可得见之乎？

岐伯曰：善者不可得见，恶者可见……其来如水之流者，此谓太过，病在外；如鸟之喙者，此谓不及，病在中。

按：代脉有两类。其一，是生理的脾脉，即《内经》所述的"脾脉代"；其二，是病理性的，是指脉形、至数的变化；主要是气虚所致，如《内经》所述："代则气衰。"具体代脉的生理、病理含义，读者可以参看景岳先贤在其《类经》中的详细论述。在此篇，《内经》对生理代脉的脉象特点并未直接讲述，仅仅讲述"善者不可得见"。其意是土旺于四季，其脉随四季而变，故而在此篇中仅讲述了脾病脉象。然而，在《素问·平人气象论》还法讲述了脾的平、病、死脉。该篇所述"平脾脉来，和柔相离，如鸡践地"一语，可补充生理"代脉"的脉象特点。"和柔相离"是指能分别感受到"和"且"柔"；"柔"字不难理解，其中"和"字之意为"比和"。"如鸡践地"意为轻盈而有力度；与"柔"合解，意为柔软而又有力。总体分析，脾脉之代即是随四季而变之意，但其脉象即如"和且柔，又不失力度"。

此五脏经脉是《内经》脉法的基础，所有对脉象的分析、判断均是在此平脉的基础上进行的。学习《内经》脉法必须将相关的经文牢记于心中，应用时方有标准。

《素问》对五行脉象的经脉及病脉进行了纲领性的介绍，或者按照"太过、不及"进行讲解，或者按照"平、病、死脉"进行讲解；而《灵枢·邪气脏腑病形》则对每一脏的寒、热、虚、实等不同病理变化的脉象进行了讲述，按照五脏脉的"缓、急、大、小、滑、涩"来判断五脏的多种病机变化及可能的临床疾病，此篇应该说是对五脏病脉更为细致的阐述，与《素问》所述内容是一个很好的互补。读者可参照经文进行对比，本书不再引述。此外，关于《内经》对缓脉与涩脉的认识，与后世医家所述确有区别。笔者以为，应以

《内经》为依止，因为后世医家所述不能满足临床分析，或与临床所见不相符合。具体见下章《脉理疑难点解析》。

第三章　脉理疑难点解析

中医脉诊之所以难以学习、掌握，笔者以为主要是脉理不明。若无理论指导脉诊，任你实践多年，最多只落得个经验丰富而已，绝不可能登堂入室。脉理之所以不明，概由经典难读、难懂之故，如启玄子王冰对《内经》的评价所述："其文简，其意博，其理奥，其趣深。"以笔者个人愚见，自《内经》出世以来，历代医家中尚无一人能全部破解，虽以景岳先生之贤，仍在其所著《类经》中多次表明"尚俟明者辨之"。其中关于脉诊原理，同样存在诸多难点，至今未解。本章笔者仅就所能解释的部分脉诊原理进行解析，并对《内经》以后的医家对经典的误解之处予以澄清。

第一节　右手寸口脉属阳，左手寸口脉属阴

《内经》对左右两手寸口脉的阴阳属性并未予以直接明示，仲景先师在其平脉法、辨脉法中亦未曾述及。延及后世，医家对左右两手寸口脉阴阳属性的认识一直存在分歧。历史上多数的医家认为"左属阳，主外；右属阴，主内"。然亦有医家如朱丹溪、张景岳、陈修园、高世栻等医家认为右手脉主气、属阳，左手脉主血、属阴。其中，亦有医家对此不予区分，所著的脉学书籍不涉及左右寸口脉阴阳属性的分辨。

盖此处分歧之原因大致有二。其一，《内经》认为左为阳升，右为阴降，后世医家据此认为左手脉为阳，右手脉为阴。其二，左为人迎、右为气口之说。该说肇始于王叔和，实因王叔和将左手寸口脉命名为"人迎"，右手寸口脉命名为"气口"，其在《脉经·两手六脉所主五脏六腑阴阳逆顺篇》记载："肝心出左，脾肺出右，肾与命门，俱出尺部，魂魄谷神，皆见寸口。左主司

官，右主司府。左大顺男，右大顺女。关前一分，人命之主。左为人迎，右为气口。"

延至宋金时期，李东垣在其《内外伤辨惑论》中述到："古人以脉上辨内外伤于人迎气口，人迎脉大于气口为外伤，气口脉大于人迎为内伤。此辨固是，但其说有所未尽耳。外感风寒，皆有余之证，是从前客邪来也，其病必见于左手，左手主表，乃行阳二十五度。内伤饮食及饮食不节、劳役过甚，皆不足之病也，必见于右手，右手主里，乃行阴二十五度。"自此左手寸口脉属阳、主表，左手寸口脉属阴、主里之说便为不少有影响力的名医所接受。

根据经典医籍记载，结合医家分析以及临床实践，笔者认为，若就阴阳属性而论，右手寸口脉属阳，主表；左手脉属阴，主里。若就外感、内伤病的脉象的客观事实而言，则外感时可以出现左手关前的异常脉象（如李东垣所述：独左寸人迎脉浮紧，按之洪大），内伤时可以出现右寸口关前异常（如李东垣所述：则右寸气口脉大于人迎一倍，伤之重者，过在少阴则两倍，太阴则三倍，此内伤饮食之脉），其所述脉象可有，而其所析之理则非。

现将左右两手寸口脉阴阳属性的分析过程叙述如下。

一、《内经》暗喻右手属阳，左手属阴

《素问·阴阳应象大论》中介绍左耳目与右耳目、左手足与右手足之间的差别，已经暗喻了右手属阳，左手属阴。该篇中讲道："天不足西北，故西北方阴也，而人右耳目不如左明也。地不满东南，故东南方阳也，而人左手足不如右强也……东方阳也，阳者其精并于上，并于上则上明而下虚，故使耳目聪明而手足不便也。西北方阴也，阴者其精并于下，并于下则下盛而上虚，故其耳目不聪明而手足便也。"虽未明确指出左右肢体的阴阳属性，但是已经做了暗示；在历代注家对《内经》的注解中也未涉到左右肢体的阴阳属性问题，而只是就经文内容进行了一般性的解释。

《素问》此篇述道："天不足西北，地不满东南。"这是一个古老的话题。

其原因为一古老的神话故事，在《列子》等古籍中有着记载："共工氏与颛顼争为帝，怒而触不周之山，折天柱，绝地维。故天倾西北，日月星辰就焉；地不满东南，故水潦百川归焉。"

《素问》在此段讲解中分别从天、地、方位三方面进行了讲述。其一，讲天，认为"天不满西北"；其意为"天"旺于东南，而弱于西北；由于"头"

配天，故而左耳目明于右耳目。其二，讲地，认为"地不满东南"，也就是从"地"而论，"地"旺于西北，而弱于东南。由于"肢体"配地，故而，右手足强于左手足。其三，从方位角度做了进一步的分析，其述"西北方阴也""东南方阳也"；这是两个方位对比结果的讲述，每一个方位又包含着天、地（上、下）。并从方位角度讲述了上下的阴阳偏盛。东南虽然相对于西北属于阳位，但是就其东南自身而言，阳气旺于天（上）而弱于地（下）；如经文述"阳者其精并于上"，其中之"阳者"是一个名词，指的是东南这个方位；全句的含意为属于"阳"的这个东南方位，其精华之气"并于上"。西北虽然相对于东南属于阴位，但是就其西北自身而言，阳气旺于地而弱于天；经文述"阴者其精并于下"，其意为属于"阴"的这个西北方位，其精华之气"并于下"；其中之"阴者"也是一个名词。结合上下文来看，"精"字所指即是阳精之气，因为"阳"主"动"、主"有力"。

再者，也可以从传统中医文献中进一步找到依据，"天、地"各自的阴阳是不同的。天之阳在东南，地之阳在西北。张景岳依据《易经》认为"辨地之阴阳以刚柔"，对左右手足阴阳属性分析是："地之刚居西北，所以手足之右强于左，是即左阴右阳之义也。"

由上述分析提示：右寸口脉属阳，左寸口脉属阴。

二、以左右寸口脉气血所属判断阴阳

后世医家之中，以朱丹溪为代表，按照左右两手所分配的脏腑部位及其功能对左右寸口脉进行阴阳分别；如其在《格致余论》述到："六阳六阴脉，分属左右手。心、小肠、肝、胆、肾、膀胱在左，主血；肺、大肠、脾、胃、命门、三焦在右，主气。"其后清代高世拭亦宗此论，在其著作《医学真传》中阐述如下："脉分左右，左主血，右主气。男为阳，阳者气也，故男子之脉，宜于右旺；女为阴，阴者血也，故女子之脉，宜于左旺。"陈修园亦持此论。此则是以左右两手寸口脉所代表的脏腑及所属功能而分阴阳。

由上述两点分析可知，右手寸口脉属阳，左手寸口脉属阴。

三、矛盾点的解析

《内经》在多篇中述道，"左右者阴阳之道路"，并认为左阳升，右阴降。绝大多数中医学者根据《内经》所述认为，东方为木，在脏为肝；其气主升，属阳。西方为金，在脏为肺；其气主降，属阴。因东方对应人体的左侧，西方对应人体的右侧；故人体左阳右阴的观点得以形成。顺理成章，具体到左右寸口脉时，左手寸口脉属阳，右手寸口脉属阴的说法，便有了理论依据。如清代周学海在《脉义简摩》所述："惟左主外，右主内者何也？盖即左升右降之义尔。"然而读书不可以断章取义，应该将相关的要点综合，再进行分析。为了将这个问题阐述清楚，需要重新回顾《内经》的相关要点。

《素问·阴阳离合论》述："天为阳，地为阴。"《素问·阴阳应象大论》述："地气上为云，天气下为雨。"《素问·六微旨大论》谓："升已而降，降者谓天；降已而升，升者谓地。天气下降，气流于地；地气上升，气腾于天。"

从《内经》的相关讲述可以了解到，天属阳，其气下降；地属阴，其气上升。得出的结论是"阳主降，阴主升"，也即"阳降阴升"。这个"阳降阴升"与"阳升阴降"确实是矛盾的。解决这个矛盾还需要进一步分析。

如果单执一词，则是各说各的理，不可能解决问题。如果进一步从传统文化相关理论中寻找答案，这个问题也不难解决。那就是"体用"学说。体用之说及其应用在先秦以前的儒家、道家著作中就已经显现，尤其是易学著作；道家曾明确提出"道者德之体，德者道之用"。汉朝以后，佛教东传至中国，其在"体用"方面的见地又有了新的内容。北宋时期，易学大家邵雍先生在其著作《击壤集》中有一首《观易吟》，其中便涉及"体用"这一词。现将其诗句附录于下。

> 一物其来有一身，一身还有一乾坤。
>
> 能知万物备于我，肯把三才别立根。
>
> 天向一中分体用，人于心上起经纶。
>
> 天人焉有两般义，道不虚行只在人。

以体用的分析方法可以轻松地解决《内经》中所述的矛盾点。从"体"而论，天为"阳"，地为"阴"；从天、地之"用"的角度而言，则是"天气下降，气流于地；地气上升，气腾于天"。但若从气机的升降（天地之用）角度而言，地之气主升为阳；天之气主降属阴。此亦即阴阳两个方面均又各有体用、阴阳互含之意。由此也可以了解到《内经》理论体系中早已包含了"体用"的具体应用，在运气七篇大论中多有涉及，只是未曾明言"体、用"。至于"体用"之说在中医著作里的应用，大多只涉及脏腑。往昔医家以阳升阴降之说而认为左手脉属阳、右手脉属阴者，是根据其气机升降，即以"阴、阳之用"而辨阴阳。而未曾考虑到其"体"。而诊脉时，则是察其体，以分析其用；舍体而察用，未之闻也。故而就"体"而论，左手脉属阴，右手脉属阳。

四、"左为人迎，右为气口"之说缺乏依据

人迎、气口之说本源自《内经》，而按照《内经》所述，人迎在颈部，在足阳明胃经之上，气口为手太阴寸口之脉；人迎主外感，气口主内伤。并非谓左寸口为人迎，右寸口为气口。由此可知，左为人迎，右为气口之说始自王叔和，并非有理论根据。张景岳在《类经》中所辩甚详，兹录于下。

"人迎气口之脉，本皆经训；但人迎为足阳明之脉，不可以言于手，气口总手太阴而言，不可以分左右。如动输、本输、经脉等篇，明指人迎为结喉旁胃经动脉。愚尝考之《四时气篇》曰：气口候阴，人迎候阳。《五色篇》曰：人迎盛坚者伤于寒，气口盛坚者伤于食。《禁服篇》曰：寸口主中，人迎主外。《经脉》《终始》等篇曰：人迎一盛二盛三盛，脉口一盛二盛三盛等义。皆言人迎为阳明之腑脉，故主乎表；脉口为太阴之脏脉，故主乎里。"

五、李东垣所述脉象可属实，其解释之理却非

李东垣乃是医门中一位大家，临床实践之多自不必多言，其所述之脉象亦必有属实之处，且众多持此论的历代名医亦必从临床中得到实证，否则亦不附会此论。李东垣在《内外伤辨惑论》中述到："故外感寒邪，则独左寸人迎脉浮紧，按之洪大；紧者急甚于弦，是足太阳寒水之脉；按之洪大而有力，中见手少阴心火之脉；丁与壬合，内显洪大，乃伤寒脉也。"其中之"独"字，却有武断之嫌而非真理。盖临床脉诊并非某部、某脉主某病，应是多角度的观察。多数情况，一个证可以从多个角度得到证实。例如，患者阴虚而火偏旺，则可以通过比较尺寸的大小、左右尺部脉的大小、一脉来去的长短大小而得到证实。外感之病亦然，除左寸口出现异常之外，他部亦可出现异常，尤其是右手脉的寸部。

笔者临床实践发现，凡初感风寒之人，右手寸口脉，寸位之第一层或及第二层多现紧之象（脉分五层，即皮、脉、肉、筋、骨，分候肺、心、脾、肝、肾）；而脉之整体或偏沉。左手脉关位或关前可见浮而紧的脉象。

张景岳等医家对"左为人迎，属阳、主表；右为气口，属阴、主里"之

说，依据经典予以正误，本在理上，然却未对该类脉象的客观存在进行深入的解释。是虽有理而不能服人。李东垣等人依据事实，却忽视经典的论述，以王叔和无本之论为依据进行解释，因得不到有力的理论支撑，是亦不能服人也。

以笔者愚见，解释此脉象当从整体观分析，人体是一个整体，相互之间存在着联系，现分析如下。

1. 肌表受邪，相应之脏均有反应

肌表受邪，他脏绝不能作壁上观，亦必有相应的反应。观《素问·五运行大论》："东方生风……在脏为肝……其政为散，其令宣发"之语，再结合"火性炎上"之说，可以推知：在肌表受邪之时，木、火必郁而不宣、不上，郁则化火；此间道理，即如黄元御在《素问悬解》所述："寒盛于外，束闭皮毛；营血郁遏，则生内热也。"木、火之脉位在左手寸口，故而左手脉"按之洪大"，此即是"心、肝"两脏对肌表外感后的反应。至于"浮取紧"之说，亦是候表，因五层论脉中，第一层候表（第一层候肺，因肺主皮毛，故可以候表）。李东垣以左手脉候表证本无过错，因为人体是一个整体，内（心、肝）与外（肌表）之间存在必然的联系；故左手之脉可以查肌表之病，但不应用"独"字，因右手寸口脉（肺主皮毛）亦必有相应的反应。笔者在临床见到的绝大多数外感寒证的患者，其右手寸口脉的第一层或及第二层出现紧或细的脉象。故而，在外感疾病的脉上分析需两者参看方趋于合理，若以常理应先观右手寸部的变化。

2. 辨内伤外感的起因

左右两手脉辨内伤外感实因于患者有寒热之症状，故需在脉象上进行分辨。若无寒热症状，外感之证可以除外，则不需再辨。如李东垣所述："外伤寒邪之证，与饮食失节，劳役形质之病，及内伤饮食，俱有寒热。"其在《内外伤辨惑论》中述到："脾胃气虚，则下流于肾，阴火得以乘其土位。故脾胃之证，始得之则气高而喘，身热而烦，其脉洪大而头痛，或渴不止，皮肤不任风寒而生寒热。盖阴火上冲，则气高而喘，身烦热，为头痛，为渴，而脉洪大。"结合李东垣所述，洪大脉应出现于右手，而左手脉应小于右手脉。脾胃气伤而化火，就应该在右手寸口脉显现，因右手关脉本为土位；所以，以右手寸口脉查脾胃之内伤病，则在理上。若内伤于他脏是否也查右手脉？临床实践的结果是否定的。临床中常见到内伤病患者出现左手脉大于右手脉，进一步证明景岳所述为真。明代周慎斋著有《医家秘奥》一书，该书的特点是凭脉辨

证，即以脉诊为依据进行论治。书中述内伤时左右两手皆可出现大脉。所以，以右手脉查内伤之说显然是不全面的。至于左手脉之细，此亦是内伤于火证的结果，也是内伤证据。因脾胃气虚则气血化生乏源，化火必然伤阴，故左手现小脉，亦内伤于火证的证据之一。如，李东垣亦自述："脾胃气虚，不能升浮，为阴火伤其生发之气，荣血大亏，荣气不营，阴火炽盛，是血中伏火日渐煎熬，血气日减，心包与心主血，血减则心无所养，致使心乱而烦。"由此观之，李东垣在其推理中亦曾流露左手寸口脉可以查内伤，与其所述"左手候外，右手候内"之说又自相矛盾。由此可知，李东垣的"左手候外，右手候内"之说，确有纰漏。

第二节　迟、数并存的脉象解析

一般来讲，迟、数多指脉的至数，此则不需要解释。但在一些情况下则是指脉搏波在指下划过的速度，而此种情况目前鲜有人认识到。

除《内经》及《伤寒论》等著作外，其他论脉之作，罕有直接描述脉搏波在诊者指下划过速度的快慢。即使有，亦不过引用经文所述而已。然而，《内经》及仲景先师将实践所得之客观事实直接落于文字，而未做任何解释；历代医家亦罕有传承，致使后人难以领悟。笔者初读《素问》，见其在《三部九候论》中讲述："察九候，独小者病，独大者病，独疾者病，独迟者病，独热者病，独寒者病，独陷下者病"；单于"独疾者病，独迟者病"之语实是不能理解。历代《内经》注家到此均对"独疾""独迟"闭口不解或一带而过。至于中医诊断学专著《四诊抉微》在迟脉一节中介绍的迟脉的分部主病，将"迟"分为寸、关、尺三部分别讲述。原文："寸迟必是上焦寒，关主中寒病不堪，尺是肾虚腰脚重，溲便不禁疝牵丸。"

该书对一部之"迟"用问答方式予以分析。原文："三部本一气而动，迟则俱迟，数则俱数，又乌能分部以主病呼？曰：本一气而动之说甚善。但俱数之中，何部之独有力，归重此部作热论；俱迟中，何部之独无力，归重此部作寒论。"这段问答根本未对一部"独迟"做出直接回答，反而做出似是而非的含混解释。

《内经》之后，仲景先师于《金匮要略·胸痹心痛短气病脉证治篇》进一步讲述了"迟、数"并存的脉象。如其所述："寸口脉沉而迟，关上小紧数。"对此段经文，后世医家对"迟、数"并存的脉象，大多不做解释。

清代名医尤在泾对此做了解释，然而读其所述，反而更加迷茫，兹录其所述如下："寸口亦阳也，而沉迟，则等于微矣；关上小紧，亦阴弦之意，而反数者，阳气失位，阴反得而主之。"

此说似是而非。其一，并未直接回答问题，而认为沉迟等于微。沉迟等于微吗？脉上何不现微象而现沉迟之象？自《内经》开始至历代诸家的脉书绝不言"沉迟"所示之病机等于"微"之所示。其二，关上是阴位吗？从阴阳论脉时，只以寸部为阳，尺部为阴，未闻以关上为阴之说。至于"阳气失位，阴反得而主之"之语，其意所指是什么？尤在泾却未阐述。

近代以来，绝大多数医家对此脉象持否定的态度，认为是不可能存在的。究其原因，皆是拘于"至数"论迟数，而未曾以《内经》"脉搏波行走快慢"论迟数。当代经方高手胡希恕先生曾就此提出其个人观点："人身之脉，皆随心脏跳动而现，故可有寸、关、尺部位形象之殊，断无三部脉同时迟数之异，本条应据前文'阳微阴弦'而改为'关上小紧弦'"。亦有学者隔靴搔痒，轻轻带过；或漫无边际，脱离文字而作注解；或怀疑文字有误；或根据自己的设想进行大胆的猜测等。

笔者于 2007 年，在门诊为一女士查脉，见其关部脉体波运行速度明显快于寸部，当时确有震惊之感，深感经典所述真实不虚，始悟其所述之"疾、迟"并非独凭"至数"的多少进行分析，还包括脉搏波在指下划过速度的"快、慢"。再看《素问·脉要精微论》所述"来疾去徐，上实下虚，为厥巅疾；来徐去疾，上虚下实"之语，此即是对脉搏波划过指下速度的具体描述。深感《内经》及仲景先师所述真实不虚。有了从不信到实证后相信这样的经历，确实很有感触。道家书籍中曾引用古人的一首五言绝句，可以表达这种心情。引用如下，与读者共享。

> 未生祖师时，未见祖师面；
> 祖师言可信，祖师心可鉴。

而以往对经典的误解、否定，乃是因个人囿于以"至数"论"迟数"的这一观点所致，而实是未能解古人的心思。随后在临床中可以察到此类脉象，并开始着手解释这类脉象。通过潜心思考，发现其背后的机制并不复杂，现就

《金匮要略·胸痹心痛短气病脉证治篇》记载"寸口脉沉而迟,关上小紧数"中之"迟、数"并存于寸口脉进行解析,则《内经》所述的"独迟、独数"亦可迎刃而解。

"迟、数"并非指"至数"(脉率),而是指脉搏波运行速度的"快、慢","快、慢"是物理现象,对于此类现象,最容易使人接受的就是数学模式的推演。现将这一现象用数学方法解释,解析过程叙述如下。

一、迟、数的含义

在古汉语中,"数"尚有急促、急迫之意;而"迟",即是迟缓、缓慢之意。因此"迟、数"除包含描述至数快慢之外,也应包括脉搏波在指下划过的快慢。仲景所述的"数、迟"实是指脉搏波划过的"快、慢"。

二、脉搏波迟、数形成的机制

医生在为患者诊脉时,将食指、中指、无名指的指腹同时接触患者的寸、关、尺三部,或用单指分取,每指与患者皮肤接触的宽度大体相似,三步宽度定为 a,b,c;且,a≈b≈c,可认为 a=b=c,脉搏波滑过 a、b、c 三段的时间则均相等。诊脉过程中,医生可感触到脉搏波是从尺部斜向上升起,这个斜向上的脉体即与患者前臂寸口位的水平线形成一个夹角;寸、关、尺三部的夹角可定为 α,β,γ,见示意图 1-3-1;脉搏波滑过三部的长度分别为 d,e,f;根据直角三角形求弦公式及速度计算公式可知,脉搏波滑过三部速度的快慢与其夹角大小有关。多数情况下 α≈β≈γ,则 d≈e≈f,即脉搏波滑过三部的速度接近,医生的感知是等速滑过。而在少数情况下,按照仲景先师所述"寸沉",使关部夹角偏大,β>α。通过计算可知,脉搏波滑过 e 段的速度最快,即是"数";而滑过 d 段的速度慢于 e 段,即是"迟"。见示意图 1-3-2。

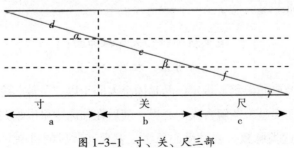

图 1-3-1 寸、关、尺三部

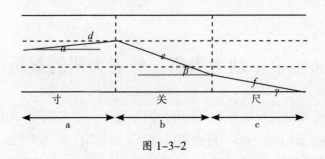

图 1-3-2

此外，脉搏波的运行速度同样受到脉体粗细的影响。根据泊肃叶公式计算，在流量相同的情况下，管径细的部位"流速"快。仲景述"关上小紧"，"小"则脉体细，即提示关部之脉细（与寸部比较）；由此可知，此种情况下关部搏动波的运行速度快（数），而寸部运行的速度慢（迟）。

通常情况下，寸、关、尺三部的夹角及管径均有差异，脉搏波运行速度并非绝对相当，但差异不大，医生不能感知；少数情况下，上述两种原因的作用相互叠加，使关部脉的"数"、寸部脉的"迟"变得明显。由此分析可知仲景先师所述"寸口脉沉而迟，关中小紧数"真实可信；其查脉之细、述脉之精，亦可见一斑。

在自古至今的众多注家中，独河北国医大师李士懋老先生见解迥异，在其著作《冠心病中医辨治求真》中对此注释曰："若以至数论脉，寸口迟而关上数是无法理解的。中医讲的是脉象，是脉的形象，而非是脉的至数。若脉之来去皆急迫，虽至数不快，亦为数；来去皆徐缓，虽至数稍快，亦为迟。以脉象来解，问题就迎刃而解了。"《金匮要略》在本篇中所述病机即如李士懋先生所解："病机为痰遏阳郁……关上小紧数者，小紧乃阴邪，为邪遏阳不宣达，数乃阳郁之象。"从李先生所述"脉象急迫"，证明其已经发现指下脉搏波的急速，惜其稍欠数理推演，使其卓见如璞中之玉。

所以笔者认为，名医在中医的传承与发展方面功不可没，是我们学习中医的资粮。然而对于中医经典，名医亦非全部明了；对其所述也不可全盘尽信。以此为例，请读者注意，经典所述乃真实之语，可信；名医著作中的个别观点有臆测的倾向，或有华而不实的语句，或有妄语，不可尽信。

再者，圣人所作为经典，经典之外为名医所作；名医水平自然不低，且高过我们；然而与圣人相比，却绝非同一数量级。中医学者应以经典作为圭臬，以名医著作作为重要的参考，切不可本末倒置。

第三节　动者为阳，静者为阴的解析

《内经》除按脉位、脉形等方法分析阴阳之外，在《素问·阴阳别论》中还提出了其他三种方法，即"所谓阴阳者，去者为阴，至者为阳；静者为阴，动者为阳；迟者为阴，数者为阳"。对其中"去、至""迟、数"这两种分析方法，历代均有解释；前文中亦已进行了分析。对于"静者为阴，动者为阳"这句话的含义，笔者经过多年思索亦不能理解，亦无注本可以得到满意的解释。历代注家在注解《内经》的著作中及脉诊专著中均未能作出明确的解释；或仅一带而过，如明代马莳对此注曰"脉有动静，故即动静而阴阳分"；或根本不去解释。及至近年文献中，虽然有作者引用《内经》所述"静者为阴，动者为阳"，却从未有人做出具体解释。因无法理解《内经》这两句话所述的真实含义，致使在临床脉诊时便无法应用这一原理。

2006年夏季，笔者在病房查房，实习医师拿来一位患者的心电图给我看，在阅读心电图最初的一刹那，忽然想起《内经》所述的"静者为阴，动者为阳"一语，因为心脏并非无歇止地跳动，而是动静相间的。由此领悟了《内经》语句中"动，静"的含义。具体是：在诊脉过程中"脉"的一起一落称之为"动"，在两"动"之间则为"静"（见示意图1-3-3）。再重新阅读经文，发现《内经》已将此事讲清楚了，只不过由于后人不曾理解，故而一直未解。现结合经文，按照实际脉诊的过程分析如下。

一、动、静的含义

《素问·平人气象论》述到："人一呼脉再动，一吸脉亦再动，呼吸定息脉五动，闰以太息，命曰平人……人一呼脉一动，一吸脉一动，曰少气。人一呼脉三动，一吸脉三动而躁，尺热曰病温，尺不热脉滑曰病风，脉涩曰痹。人一呼脉四动以上曰死。"根据这段论述，可以得出结论：脉搏动的一起一落称之为"动"；并可以根据"动"的迟数（脉率），作为判断被诊者的生理、病理状态及预后转归的方法之一。

《内经》之后，仲景先师最先对"短、数如豆形的脉"，命名为"动脉"；如其在《辨脉法》中所述："若数脉见于关上，上下无头尾，如豆大，厥厥动摇者，名曰动也。"可知动脉必"数"，亦是数脉中的一种。此脉象一直为后世医家所沿用。此所述之"动"与《内经》所述之"动"含义确是不同，因继"静者为阴，动者为阳"之后，即述"迟者为阴，数者为阳"；故而"动者为阳"中"动"的含义绝非指脉"数"。

至于"静"的含义，可以按照脉诊的实际操作过程进行推演。在临床脉诊过程中，诊者（医生）对被诊者的寸口脉（后世医家，独取寸口占临床脉诊的绝大多数）进行持续不间断的接触，首先诊者可以感知被诊者的脉"动"，即一起一落；脉动并不是连续无歇止的，而是在一起一落的前后各出现一段时间的歇止。这个歇止是客观存在的，医生同样可以感知。对照前后文分析，这个歇止即是《内经》所指的"静"，代表阴；而"动"则代表阳。

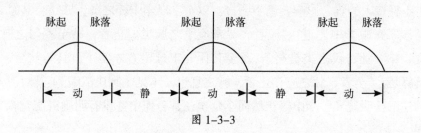

图 1-3-3

至于"静"字在《内经》脉诊中亦有其他含义。

1. 指阴，与"动"对相相对应

用以判别脉的阴阳属性，是诊脉中的纲领。《素问·脉要精微论》："切脉动静，而视精明。"张景岳对此解释是："切者，以指探索之谓；切脉之动静诊阴阳也。"

2. 未明确提出相应的对比脉象，

重点指患者脉象在疾病时未能出现相应的变化。即，脉不应病提示疾病难治；并非单指脉不数。如《素问·平人气象论》："风热而脉静……命曰反四时也。"《素问·玉机真脏论》："病热脉静……皆难治。"

3. 指脉不"数"，与"躁"相对应

《素问·疟论》："病在阳，则热而脉躁；在阴，则寒而脉静。"《素问·平人气象论》："人一呼脉三动，一吸脉三动而躁。"林之瀚在《四诊抉微》对"躁"的解释是："迟数为纲，曰急……曰躁……皆数目矣。"反之，则"静"的含义为不"数"。

通过上述分析可知，"动者为阳"中的"动"，即指脉搏动的一起一落；

"静"则随其上下文而有多重含义。"静者为阴"中"静"的含义是指两个脉"动"之间的歇止。

分析至此亦有必要介绍文献中的相关记载。滑伯仁所著《诊家枢要》中记载如下："察脉，须识上下来去至止六字，不明此六字则阴阳虚实不别也。上者为阳，来者为阳，至者为阳，下者为阴，去者为阴，止者为阴也。"其中，对"至、止"的含义，滑伯仁自己的解释是："应曰至，息曰止也。"按照上述的脉诊过程分析，亦不难发现："应"，即是《内经》所述的"动"，即脉动应手之意；"息"即是《内经》所述的"静"，即两个脉"动"中的歇止、休息之意。但是，滑伯仁的解释过于含蓄，使人无法理解，或易产生误解。其不明确表达的原因可能有二：其一，要读者静参而后自得；其二，亦可能是受《内经》不轻传人的观念影响，绝不明言。以至于以李中梓之贤，亦错会其意。其在《诊家正眼》中述道："应者，寻常应手之脉也。止者，歇至不匀之脉也，如促、结、涩、代之类是矣。"及至其侄儿李延罡方才明了，其对"至、止"的解释是："至者，脉之应；止者，脉之息也。"（见《脉诀汇编》）其对滑寿所述的注解已明显异于李中梓；然而李延罡在其著作中并没有明确讲明其叔父的失误。

二、动、静的应用

通过比较"动""静"的长短，以判断阴阳的盛衰，以弥补单从"动"的次数（迟、数）来判断阴阳盛衰的不足。因为单从次数上分析，脉率偏低（脉偏迟）提示阳虚，而健康的青年运动员的脉率普遍偏低，却并非阳虚，可见单凭脉率判断阴阳盛衰是不全面的，仍须结合"动、静"长短的比较，进行综合分析。

自从理解"动、静"的含义之后，临床中确有应验，2009 年，笔者在门诊为一年轻女性患者诊脉，该患者因手足凉、肢节轻痛而就诊，笔者发现其整体的脉偏沉，浮取紧象明显，然其脉至长、止短，且脉来去有力。紧象提示肌表有寒；至长、止短，来去有力提示阳气不衰，且有化热之象。因其阳气充沛而断其以往身体状态极佳，随问其以往工作经历、身体状态。患者回答："几年前是击剑运动员，长期以来身体状态极佳。"此例说明：在一般情况断为寒证或热证不明显时，用此法进行再分析，以避免虚虚实实之过。

第四节 "来、去"脉法的应用

关于"来、去"的应用方法有以下几种。

一、比较"来、去"的快慢以判断人体的上下、内外、虚实

《内经》用以判断上下虚实《素问·脉要精微论》："来疾去徐，上实下虚，为厥巅疾；来徐去疾，上虚下实，为恶风也。"

仲景先师用以判断内外虚实，如《平脉法》："呼吸者，脉之头也。初持脉，来疾去迟，此出疾入迟，名曰内虚外实也。初持脉，来迟去疾，此出迟入疾，名曰内实外虚也。"

二、比较来去的盛衰，判断疾病的内外

如《素问·玉机真脏论》："夏脉者心也，南方火也，万物之所以盛长也，故其气来盛去衰，故曰钩，反此者病……其气来盛去亦盛，此谓太过，病在外；其气来不盛去反盛，此谓不及，病在中。"

三、比较来去的大小，判断疾病的内外

如《平脉法》："假令脉来微去大，故名反，病在里也。脉来头小本大者（《医宗金鉴》认为应是'脉来大去小'），故名复，病在表也。"

四、比较来去的长短，判断阴阳的盛衰

吕真人在《医道还元》中又以"来去"之长短判断阴阳虚实，如其所述："来长去短，阴海泉涸何疑；去疾来迟，阳关气亏莫错。"吕真人对此又进行了详细的注解："此种脉人最易昧，来长去短者。乃因脾土假实，有荧惑之火挟入其中，而气未至于亏，所以其来也，自下而上，神情亦似长，殊不知一察其去而病根自现。去短者，乃脉之应指时，神情一道，即伏如蜻蜓点水，此中微妙世人罕知。所以然者，皆因阴海中精亏，故有去短之象。"

第五节 缓脉与涩脉的辨析

一、缓脉辨

《内经》所述之"缓",并非《脉经》《濒湖脉学》所述之"小快于迟做缓持"中之"缓";王叔和等所述之"缓"是指"至数"偏少之意,而《内经》所述之缓则是指宽缓或松缓之意,与急(紧)脉相对应;缓脉为热,急(紧)脉为寒。林之瀚在《四诊抉微》中已就迟脉、缓脉的区别进行了分析,并指出了《濒湖脉学》所述之误。读者当于此而明了《内经》缓脉之意。

如前辈李士懋所述:"缓脉重在脉象,而不重在至数。既是至数稍快或稍慢,其势轻舒和缓,即为缓脉。若从容之象已失,纵然四至,亦非缓脉。"

二、涩脉辨

《灵枢·邪气脏腑病形》篇所述的"缓、急、大、小、滑、涩"六种脉象,为临床中常见的基础脉象。而自《脉经》而下,历代医家对涩脉的认识与《内经》所述存在矛盾,故而,笔者略做辨析,如下。

若就"涩"而言,即是指不光滑、不流畅之意,与"滑"相对应。《内经》并未将"涩象"加以特殊的限定,即未述"涩"与脉体大小、至数有必要地相兼关系。《内经》记载"涩象"可以并现于大脉中,且见《素问·调经论》:"厥气上逆,寒气积于胸中而不泻,不泻则温气去,寒独留则血凝泣,凝则脉不通,其脉盛大以涩,故中寒。"《灵枢·胀论》:"其脉大坚以涩者胀也。"若以实践中所见,"涩"还可见于滑脉、数脉、紧脉之中。

"涩脉,细而迟,往来难且散,或一止复来",此语出自《脉经》,对"涩"加以了诸多限定,自此以后历代医家咸宗之。而对《内经》《难经》、仲景先师之论"涩"脉,却视而不见。若将"涩"限定于"细、迟、短、止"的范围内,则不符合实际情况,其结果也就会对那些具有涩象,但非细、短、迟的脉象不能做出正确的分析。故而,自《脉经》而后,历代医家关于涩脉之论是不正确地。

与笔者观点一致的还有当代名医李士懋先生,李先生未佞附往昔名医,而是依据经典及实践所见做出过深刻的分析,并提出个人的独到见解,其治学态度及对涩脉的见地确实高于历代名医，读者亦可参看其所著《脉学心悟》。

此外，笔者在临证中常常发现"滑中带涩"的脉象。二者是相反的脉象，如何能并存？对此笔者只需举一例，读者即可明了。手指在搓板面上轻轻划过，此感觉即是"涩"。若在此搓板上倒满油，再用手轻轻划过的感觉即是"滑中带涩"。读者需在临证中仔细体会，自可知之。

第四章　诊脉的步骤

①比较左右寸口脉的长短、粗细、浮沉、滑涩等差异，以判断五脏阴阳气血的生理、病理状态。

②比较上下，即尺寸脉象，是否正常。

③由浮到沉的五层，查是否为经脉，若不是经脉，则进一步查是何病脉。即观察五脏脉气的盛衰，寒热，有无邪侵？

④在每一层中，查看来去、至止，进一步做出分析。

⑤结合以上3、4两点，以五脏的脉位，即左寸心，左关肝，左尺肾水；右寸肺，右关脾胃，右尺命门火，进一步分析五脏脉气是否为经脉，及是否有相乘、相侮。

⑥对每个部位进行五层诊查。在此部分的诊查中需要了解五行的旺相废囚死。此部分依《脉经》而整理出，即当令者王，令生者相，生令者废，克令者囚，令克者死。具体如下。

火位（左寸）：火为王，土为相，木为废，水为囚，金为死；

木位（左关）：木为王，火为相，水为废，金为囚，土为死；

水位（左尺）：水为王，木为相，金为废，土为囚，火为死；

金位（右寸）：金为王，水为相，土为废，火为囚，木为死；

土位（右关）：土为王，金为相，火为废，木为囚，水为死。

结合每一个部位中五行的王、相、废、囚、死状态，分析异常的位置，根据患者的病史可以找到相应的病位。

以《内经》理论分析常见疾病

《内经》为三坟之一，所述内容上极天文，下穷地理，中述人、物之事；丰富浩瀚，为医门中之圣典，历代医家皆因之启悟而开山立派。

时至今日，《内经》虽然在各中医药大学列为学习科目，而讲解尚未深入。教材中对医理的讲授是以历代医家的观点为主。笔者在过去的二十多年时光中读《内经》不下百遍，同时参看各医家著作、现代中医教材；通过思考、分析、比较，有些心得，发现以《内经》医理分析常见疾病，条理清晰，见地绝非后世医籍所可比拟。兹将思考、分析的内容书录于下。

第一章　现代中医在医理方面的歧路

什么是中医？中医是应用"形而上"的阴阳（三阴三阳）、五行理论，分析人体的结构（五脏六腑、九窍、四肢百骸、经络）以及各种生理功能。并采用针、药、灸等方法，再以此理论指导下对人体的失衡状态进行纠正，使人体的阴阳趋于平衡、五行恢复承制，从而达到治疗疾病、维持健康的目的。

中医的生命力在于他的疗效。在当今西医迅速发展的背景下，如果没有良好的疗效，便失去了存在的可能性和必要性。更具体地说，中医最好能够拿出证据，证明对人类的三大致死疾病——心血管疾病、脑血管疾病、癌症及那些难治性疾病的治疗有明确的阳性治疗结果。中医治疗取得满意疗效需要有三个基本要素。第一是医理，这部分包括对人体脏腑的生理功能，对疾病的病因、病位、病机均正确、清晰的认识。第二是诊法，此诊法也是从医理洐化出来用于诊断的原理、方法。通过诊法对疾病的病因、病位、病机准确了解。第三，遣方用药，或者针灸等方法的正确使用。很遗憾，目前中医在这三个方面均存在不足。诊断方法的不足前面已经说过了。关于中药方面，也存在一些问题。中药的书籍不少，不同的医家在针对同一味药，经常有相互矛盾的解释，使现代中医学者对药性难以有深刻了解。此非是本书的讨论部分。下面仅就医理方面进行剖析。

在医理方面，现代中医教材所讲述的一些基础理论、病因病机存在着问题。这些问题产生的原因主要有以下三种。

一、近代对经典著作句读有误

首先，近代对经典著作所标注标点符号位置有误，表达了有悖于经文原旨的含义。五四新文学运动以前，末引入标点，《素问·上古天真论》经文叙述"二七而天癸至任脉通太冲脉盛月事以时下"。而现代通行版本句读后的经文是"二七而天癸至，任脉通，太冲脉盛，月事以时下"。根据这段标点后的经文，目前中医界广为流传的解释是，"冲为血海，任主胞胎，任脉通，太冲脉盛，不仅月经以时下………而冲任通、盛的前提是天癸成熟"（王洪图主编《内经》）；而《中医基础理论》（五版教材）所述更为直白："天癸未至，故任脉未通。"所以，任脉在天癸到来之前是处于闭塞不通状态，这一观念已经流行日久，而且深入人心。以此观点推演，既然在二七之前任脉不通，便无气血运行，刺灸该经的腧穴也就不具有治疗作用。然而，根据典籍记载，任脉属于人体的经络系统中八奇经之一，是与生俱来的。其在人体的循行路径是"起于中极之下，循腹而行于身之前"；与十二正经一样，基本的生理功能是运行气血，联络内外。营气除在十二正经周流循行，还有另外一条循行路径，如《灵枢·营气》篇所述："其支别者，上额循巅下项中，循脊入，是督脉也；络阴器，上过毛中，入脐中，上循腹里，入缺盆，下注肺中，复出太阴，此营气之所行也。"传统中医认为此即是营气的任督循行路径（见《类经》）。此外，《灵枢·脉度》篇又对营气循行不休的运行特点做了进一步的强调，如其所述："气之不得无行也，如水之流，如日月之行不休……如环之无端，莫知其纪，终而复始。"根据《灵枢》此二篇所述可知，营气在任督二脉中循行是人的生理常态，是指所有"人"而言，包括二七之前的女子。文献报道的研究结果也证明，对于二七之前的女子，刺灸任脉上的腧穴亦能起到治疗作用，证明任脉是"通的"而非是"闭塞的"。由此可知，句读后该段经文表达了女子任脉二七之前处于"不通"状态，与其他篇章的描述是矛盾的。对经文矛盾的阐述，我曾经百思不得其解。在看到《四库全书》中《素问》一书，忽然明了，是句读不当，使其表达了错误的含义。经过斟酌，笔者认为标点符号位置应该调整。调整标点位置后，可以反映原旨的经文是"二七而天癸至任脉，通太冲，脉盛，月事以时下"。诸如标点符号的问题，现代版《内经》尚有一些，不能一一列举；这些错误的句读使经典表达了错误的含义，误导了读者，继而导致了医理上的谬误。所以在学习《内经》的过程中，读者需要对此有所留意。

二、对经文的误解、错解

例一，"心主血脉"被解释为心脏推动血液在脉中运行。"心主血脉"之语出于《素问·痿论》，原文："肺主身之皮毛，心主身之血脉，肝主身之筋膜，脾主身之肌肉，肾主身之骨髓。"从上下文来看，"主"字在这里是一个动词，而在古汉语中，其含义是掌管、主持之意，并没有推动之意。如果将"主"字解释为"推动之意"，那么上下文是无法让人理解的，会出现不少的混乱。此外，如果将"主"字解释为推动，对于经文其他篇章的记载，如"心主汗""心主噫""心主舌"，这些经文又如何解释？是否可以读解为心推动汗出，心推动噫气，心推动舌运动？显而易见，现代中医对"心主血脉"的解释有待商榷。

例二，"肺主宣发"。我们所有的中医教材均将此作为基础原理书写在书中。笔者认为这又是一个错误的医学原理，仔细分析，其错有三。

其一，在《中医基础理论》介绍五行中"金"时，所述如下："具有清洁、肃降、收敛作用的事物，归属于金。"并将"肺"归属于"金"；然而，在介绍肺时，却又提出"肺主宣发"；如此前后不一，相互矛盾，其错一也。

其二，"肺主宣发"的理论依据，按照《内经学》所述是：《内经》中虽未明确提出'肺主宣发'，但是从《灵枢·决气》所说：'上焦开发，宣五谷味'句来看，其'宣发'之意已十分显然。"此事实说明，现代中医将上焦（三焦的一部分）的功能直接划归为"肺"的功能。三焦属手少阳，与手厥阴心包络相表里；肺为"脏"属于手太阴；将三焦功能与"肺"的功能相混淆，很明显是脏腑不分的结果。此其误二也。或许有人认为《内经》所述的"上焦"是指肺，如果将《内经》通篇读过，自会明了《内经》所述的上焦绝不是指"肺"。

其三，《素问·五运行大论》中述到："东方生风，风生木……在脏为肝。其性为暄……其政为散，其令宣发。"继而《素问·五常政大论》述到："敷和之纪，木德周行……其政发散……其脏肝。"从《内经》本意而言，"宣发"属于"木（肝）"的政令，为木所主，木气的体现。而非是"金（肺）"所主。

或言：如此说来，上焦的功能岂不与肝的功能等同？此是五行深意之所在，《内经》以金、木、水、火、土，五系统对人体进行认识，从功能角度而言，凡是具有"散""宣发"特点的生理功能皆属于"木"。上焦布气于外，正是"宣发"——"木"性的具体体现。未能理解五行深意，是导致这一错误理论的第三个原因。

三、中医理论的西化问题

例如，冠心病的病位在心，脑卒中的病位在脑，此皆是西学东渐之后的产物，近年来西化的中医理论比重在逐渐增加。以上的诸多因素使得中医理论走上歧途，形成了"由有漏洞的中医理论"+"西化的中医理论"混合而形成的现代中医理论。正是这样的中医理论将中医引导至歧途，降低了中医药的治疗效果。

这个结果产生的原因，笔者认为最主要是因为《内经》晦涩难懂，自其出世至于现今，尚有许多内容无法破解。历代的名医虽然根据《内经》的指导，著书立说，但是对《内经》的理解亦非尽善尽美；在其著作之中，也有不足，甚至是错误；而现代中医在得知西医清晰的医理后，将西医的医理按照移花接木的方式转化为中医理论。例如，脑中风的脑脉痹阻、冠心病的心脉痹阻之说已经尽人皆知。通过学习、研究《内经》，笔者发现这些常见疾病的病机、病位及治法早已详载于书中；而现代中医对中风病、冠心病以及心衰病的病因、病位、病机的认识均存在着问题，不符合以《内经》为源头的传统中医的医理，也不符合客观实际；这些错误的医理认知如果不被纠正，则临床难以取得满意的治疗效果。兹将笔者根据《内经》所得到的认识叙述如下。

第二章 《内经》理论在常见疾病中的运用

第一节 中风

中风病包括缺血性中风及出血性中风，二者所占比率分别为 60%～80% 及 30%，是我国第一致残及第二致死的原因，危害性大。虽经过多年探索，西医对本病仍缺乏疗效显著、可广泛应用的治疗药物。西医对脑血管疾病（脑缺血、脑出血性疾病）病因、发病机制的认识早已十分清晰。从中风病历史沿革来看，对该病病因病机的认识存在着各家不同的观点。病因上，或从风，或从火，或从痰、从瘀、从虚等；病位上，或中经络，或中脏腑。直至民国时期，张山雷、张锡纯等将西医研究结果纳入中医理论，明确了病位在脑；继而将"中风病"病因病机做了中西医联合的解释。然而这样的中西混杂的理论却又留有弊端，难以与中医核心理论（阴阳五行理论）进行深度融合，与经典的中医理论存在不小的区别，对中医在治疗方面也没有什么帮助。

一、现代中医对中风病的认识

现代中医归纳了历代医家的观点，归纳中风病病因病机如下。①正气不足、内伤积损致阴虚不能制阳，风阳动越，挟气血痰火上冲于脑而发病；②情志过极，五志化火，心火暴亢，风火相煽，血随气逆，上扰元神而致病；③饮食不节，痰浊内生，郁而化热生风，风阳挟痰横窜经络、上蒙清窍而致病；④气虚血瘀或气滞血瘀致脑脉瘀阻而成病。简述为风、火、痰、气、虚、瘀六端为主要病因病机，其中"风、火"被视为卒中发病的始动原因而备受重视。

二、"风、火"证候与中风病的因果关系

从实际情况而言，患者出现中风后，临床医生可见到患者有"风、火"证候，但医生几乎没有机会看到患者发病之前的任何情况。将见到的结果认为是发病原因的这种思维模式是不合乎逻辑的，并且与临床实际情况不符合。笔者通过分析相关文献，发现关于"风、火"引发中风的病因病机理论不符合临床实际，因果关系认识有误。

实际情况是：王建华等医者统计了中风后"风、火"证候的出现率，结果显示：在缺血性中风中"风、火"证型分别占73.4%、43.4%；在出血性中风中两者分别占91.2%，67.4%。目前没有中风前证候的调查结果，商洪才等医者曾做过中风病先兆症（证）的系统分析，结果显示：火热证频数为5.80%，风证频数为11.60%。分析两项研究数据，并未提示"风、火"为中风病的关键致病因素；相反，证明卒中后"风、火"证候却突出明显。

那么到底是不是"风、火"引发了中风病？这是一个非常重要的问题。

要把这个问题分析清楚，最好是从细节入手。按照现代中医的观点，疾病发病的过程是：风或（和）火挟痰浊或（和）瘀血上逆而行；这些病邪瘀滞于脑脉，蒙塞神窍（或曰脑，或曰清窍）而发病。因为神窍（或曰脑，或曰清窍）为病邪所伤，所以患者出现肢体痿废，口眼歪斜，肢体麻木，甚至神志不清。因为该病由"风、火"所引起，所以患者表现出"风、火"的证候。

目前中医界对中风病"风、火"证候的诊断标准是依据国家中医药管理局脑病急症科研组于20世纪90年代所制定的中风辨证诊断标准。其"风、火"证候诊断标准如下。

风证候诊断标准包括：起病快，手握固，口噤，肢体抽动、拘急，颈项强急，舌体颤抖、歪斜，眼斜视，头晕，头痛，脉弦。

火证候的诊断标准包括：舌质红或绛，舌苔黄燥，大便干，心烦易怒、躁动，神昏谵语，面红唇红目赤，声高气粗，发热，口苦咽干，喜冷，小便短赤，脉数大有力、弦滑数。

对于这些证候产生的机制，从西医学角度解释是非常清晰的，且容易被人理解。正所谓"他山之石，可以攻玉"。下文就针对一些主要的"风、火"证候，从西医学角度进行解析。

三、"风、火"证候发病机制的西医学解析

惊厥，肢体抽动，拘急，颈项强直，手握固，斜视等肌肉收舒的异常表现确实是"风"证候的诊断依据。对这些临床表现出现的时相，西医有着清晰的认识，要点如下。①缺血性中风，以血栓、栓塞为主的多种病因导致局部脑缺血→脑损伤→相关脑功能丧失（缺血区处于等电位状态）+继发的临床表现；②出血性中风，出血形成血肿→压迫、破坏周围脑组织+血管痉挛→局部脑组织缺血损伤→脑功能丧失+继发的临床表现。常见的脑功能损失表现为肢体瘫痪、感觉障碍等；惊厥，肢体抽动、拘急，颈项强直，手握固，斜视等症状则属于局部脑损伤后的继发临床表现。这些继发症状产生的机制如下。

（1）发病后正常脑区谷氨酸受体上调，缺血损伤区细胞外液谷氨酸浓度升高、电解质紊乱、梗死灶周围除极波或血液成分的直接刺激等因素，使正常脑区处于高兴奋状态并被激活、异常放电，部分患者出现惊厥、抽动（卒中后痫性发作）。

（2）颈项强直是脑膜刺激征的表现之一，颈部肌肉群主要受颈丛（C_{1-4}）神经所支配，此4对颈神经通过自主神经与后四对颅神经相联系。脑卒中发生后，部分患者由于脑水肿引起高颅压或出血破入蛛网膜下腔刺激颅底均可传导至颈丛，使颈部肌群出现防御反应性肌痉挛，它是正常神经组织对损伤的反应。

（3）神经解剖以及病理研究证明：锥体束的中断导致其所支配的肌肉瘫痪，如果中断是突然的，牵张反射被抑制，则出现迟缓性瘫痪；数日后，牵张反射恢复，这时肌梭对牵张的敏感性比以前加强，特别是上肢屈肌和下肢伸肌，表现为肌肉痉挛、阵挛，手握固，反射亢进。病理机制是由于锥体束中的抑制性纤维受损严重，而兴奋性纤维受损很轻，导致肌梭兴奋度增加。

（4）眼球运动受多组眼肌支配，并保持相互之间的平衡，当一组眼肌瘫痪，其相互之间的平衡被打破，未受损肌群被过度牵拉，则表现为斜视。中风后，如果支配眼肌的传导通道受损，则其所支配的眼肌瘫痪，引起斜视。

由上述分析可知，属于"风"证候的肌肉收舒异常临床表现均是在脑卒中出现之后，是继发的正常神经组织对局部损伤脑组织的病理反应。

进一步，我们可以认识到，这种正常神经组织的异常表现是中风发病之后出现的，绝不是引起中风的病因。

"风"证候的另一诊断依据是弦脉，该脉象常见于脑卒中患者，临床中常根据"弦劲之脉"予以息风治疗。文献报道：肝肾阴虚所致的肝阳上亢、肝阳化风时，脉象多为弦实有力；另一项关于舒张压大于 90mmHg 的 700 例高血压患者脉象调查显示：87.4% 的患者出现弦脉。提示弦脉与高血压密切相关。缺血性脑卒中后，约 60% 的患者出现血压升高，在收缩压低于 220mmHg 或舒张压低于 120mmHg，不予降压治疗，急性期降压治疗会导致半暗带区灌流减少，加重损伤；同样对于出血性卒中，如果收缩压不高于 180mmHg，则不考虑降压治疗，积极降压治疗增加不良转归。从弦脉与高血压的密切关系分析可得到提示：脑卒中后并不急须息风治疗，根据弦脉的息风治疗有待商榷。

缺血性脑卒中属于血栓栓塞性疾病中的一种，其他常见的还有心肌梗死、眼底动脉血栓、肠系膜动脉栓塞、肢体动脉血栓或栓塞等疾病，这些疾病的发病原因大体一致。除缺血性脑卒中外，其他脏器在缺血后并不出现"风"的证候；同样，出血性中风亦是出血性疾病中的一种，其他脏器在出血后也不出现"风"的证候；而脑组织由于局部缺血或出血后之所以出现属于"风"证候的继发症状乃是由于其自身生理特点所造成的。证明并非是"风"引起中风。

"火"证候依据有：舌红，苔黄燥，心烦，谵语，脉大等。中风（出血、缺血）后，大多数患者出现应激反应，主要表现为血液中的葡萄糖、儿茶酚胺、皮质醇含量增加，其中血糖水平、皮质醇含量与梗死灶的大小呈正相关或与出血灶大小及部位相关。由于儿茶酚胺释放增加，可使人出现兴奋、紧张、焦虑等情绪反应。肾上腺皮质激素具有相火样作用，异常的增加可导致阴虚火旺的表现。由此可知中风发病后本身就可以引起"火"证候。

综上所述，中西医的研究结果均证明中"风"证候出现在脑卒中之后；即，病因导致卒中发病，继而产生"风"证候，（病因分析详见下文），而不是"风"导致卒中。出血性卒中可由情绪波动、运动引发，可归属于中医的"火"，通过上文分析，"火"导致的卒中比率较低，多数情况下亦出现于卒中之后。由于"风及多数的火"为继发出现的证候，那么，目前中医界所认为"风、火"引起中风的病因病机的观点也就失去了存在的基础。同时，目前中医界所热衷的息风清火治疗方法可作为辅助，而不是重点（个别情况"风、火"证候严重，如惊厥反复发作、持续不缓解，躁狂等除外）。

由此可知，从中医角度进一步探索该病的病因病机、正确认识"风、火"证候的产生的原理则是非常必要的，也是提高临床疗效的前提。

四、以《内经》理论分析中风病病位

笔者曾经的观点是：西医有完整的解剖学基础，对此病已经认识深刻；而中医却对此病缺少层次清晰的认识。截止到 2005 年左右，在反复拜读《内经》及诸家著作后，笔者发现以《内经》为源头的传统中医基础理论，可以推导出此病的病位。现将分析过程叙述如下。

中风病属于内伤性疾病，《内经》对内虚邪中的真中风有所论述，而对内伤所致的类中风并未直言。后世医家采用了真中风的思维路径，仅根据病后的证候推断病因病机，且各立学说，差异较大，各执一端，甚至互相是非；并未将中风的真实病位梳理清楚。其中原因甚多，难以细述。

从临床实际而言，中风病的主要临床表现为运动、感觉，或（和）神志的障碍。若要将中风病的病位剖析清楚，首先必须了解中医理论体系中对神志、运动、感觉生理机制认识的相关内容。

在传统中医理论体系中，神志、运动、感觉等归属于"神"（包括"神机"）的范畴；如张景岳先生所述："知觉运动，即神机之所发"。所以回顾《内经》所讲述的"神"，运动、感觉所涉及的五脏所藏之神，运动、感觉神机路径是正确分析卒中病位的前提。

（一）《内经》对"神"的认识

《内经》论"神"有多个角度，其含义亦有多种。就人体而言，认为"神"为"形"之主，"形"为"神"之舍。此"神"藏于心中，即《内经》所述："心藏神。"此"神"的功能之一是主宰五脏六腑、四肢百骸，如《内经》所述："心者，君主之官也，神明出焉……主明则下安，以此养生则寿，殁世不殆，以为天下则大昌；主不明则十二官危。""心伤则神去，神去则死"及"心者五脏六腑之大主"。神机是生命主宰（神）调控生命活动的机制。"神"的功能之二是认知事物、思维等；如《内经》所述："所以任物者谓之心；心有所忆谓之意；意之所存谓之志；因志而存变谓之思；因思而远慕谓之虑；因虑而处物谓之智"。此处之"心"是指神明之心，是心神的代称。如《医学入门》所述："心者，一身之主，君主之官；有血肉之心，形如未开莲花，居肺下肝上是也；有神明之心，神者，气血所化，生之本也，万物由之盛长，不着色象，谓有何有，谓无复存，主宰万事万物，虚灵不昧者是也。"按照传统中医，神志归属于"神"的范畴。

（二）《内经》对运动、感觉的认识

《内经》对人体运动、感觉生理机制的论述十分笼统；如前文所述，"神"为一身之主宰，具体如何主宰、主宰的大体过程、机制并未细致解释。针对运动，仅以五行角度做过论述，如其所述："东方生风，风生木，木生酸，酸生肝，肝生筋……神在天为风，在地为木，在体为筋，在气为柔，在藏为肝；其性为暄，其德为和，其用为动"。而针对感觉这一生理存在并未予以讲述。然而，《内经》却将其整体的医学体系的框架讲解清楚了，那就是阴阳五行体系；换一个角度而言，就是将人体的结构（脏腑、五体、九窍、四肢百骸、经络）均按照阴阳五行去认识，同时将人体的各种生命活动（包括"神"）也按照阴阳五行去分类。具体到"神"，除了心藏之"神"为生命的主宰之外，还涉及其他藏所藏的神，也就是"魂、魄、意、志"。此四"神"具体的归属是"肺藏魄、肝藏魂、脾藏意、肾藏志"。然而《内经》对心神讲述的较多，而"对魂、魄、意志"讲述的较少；历代以来，尤其是现代人对其所述更是难以理解，对其功能亦不甚了解。

明代医家张景岳，根据《内经》这一框架、对五神的论述及传统文化

（儒家、道家）中的记载，分析了"魂、魄"的含义、功能，如其所述："魄之为用，能动能作，痛痒由之而觉也"，又引用朱子之说——"魂神而魄灵，魂阳而魄阴，魂动而魄静……运用动作底是魂，不运用动作底是魄"。清代医家张琦认为"魂"主运动，其在《素问释义》中述到："人身之运动，皆神魂之始发耳。"清代医家熊笏又认为"精血充而运动生，即肺藏魄也"。综合历代诸医家所述，大体的认识是，"魂、魄"所主宰的部分生理功能即是西医学所述的运动、感觉。然而，运动、感觉到底归属哪一种"神"的功能尚不明确，也有未解释清楚的地方。

（三）传统文化对"魂、魄"的认识

《内经》源于中国远古文化，与道家等传统文化息息相通。为此笔者梳理相关的传统文献，通过比较，认为中国近代道教协会会长陈撄宁先生在解释养生文献《黄庭经》的专著《黄庭经讲义》中，对"魂、魄"的整理最有条理。兹录如下。

自来言"魂、魄"者，理论至赜，不可华陈，挈其大纲，约有十说。

①以阴阳论魂魄：陈氏礼记注曰：魂者阳之灵而气之英，魄者阴之灵而体之精。高诱《淮南子注》曰："魂者阳之神，魄者阴之神。"

②以五行论魂魄：朱子全书曰："魂属木，魄属金。"所以说三魂七魄，是金木之数也。

③以五脏论魂魄：《内经》云：心藏神，肝藏魂，肾藏精，肺藏魄。又曰：随神往来者谓之魂；并精出入者谓之魄。此言魂与神为一家，魄与精为一家，正合丹道东三南二，木火为侣，西四北一，金水同宫之说。

④以鬼神论魂魄：《礼祭义》曰：气也者，神之盛也；魄也者，鬼之盛也。气即魂意。魂与气，古人常合为一谈。如延陵季子骨肉归于土，魂气无不知之语可见。

⑤以动静论魂魄：《性理大全》引宋儒说云：动者，魂也；静者，魄也。动静二字，括尽魂魄。凡能运用作为，皆魂使之尔，魄则不能也。

⑥以升降论魂魄：《朱子全书》曰：人将死时，热气上出，所谓魂升也；下体渐冷，所谓魄降也。

⑦以志气论魂魄：《朱子全书》引《苏氏易解》曰：众人气胜志而为魄，志胜气而为魂。

⑧以思量与记忆论魂魄：宋儒黄勉斋曰："人只有个魂与魄，人记事自然记得底是魄，如会恁地搜索思量底便是魂。魂主经营，魄主受纳。"

⑨以知觉与形体论魂魄：《礼祭义》陈氏注曰："人之知觉属魂，形体属魄。如口鼻呼吸是气，那灵处便属魂；视听是体，那聪明处便属魄。"

⑩以生成之先后论魂魄：《左传》云："人生始化曰魄，既生魄，阳曰魂。"后儒为之解曰："始化是胎中略成形时，人初间才受得气，便结成个胚胎模样是魄。既成魄，便渐渐会动，属阳曰魂。"

以上诸说，各有不同。合而观之，或可于中取得一较为明确之印象。至其相互之关系，则犹有说焉。《内经》曰："魂魄毕具，乃成为人。"薛生白注曰："气形盛则魂魄盛，气形衰则魂魄衰。魂是魄之光焰，魄是魂之根柢。魄阴主藏受，故魄能记忆在内。魂阳主运用，故魂能动作发挥。二物本不相离，精聚则魄聚，气聚则魂聚。是为人物之体。至于精竭魄降，则气散魂游，而无所知矣。"

以上这段文字为陈撄宁先生总结。笔者认为医道中所用，必须符合阴阳五行之理。按照阴阳五行之理可知，薛生白所述，更符合医道。综合前人所述，可以得出：自主运动为"肝魂"所主，因为"魂"属阳，主动；筋为运动的完成者，筋为肝之体。身体感觉为"肺魄"所主，魄属阴，主收受，感觉属于收受；感觉（痛、温、触觉）可由皮肤开始，皮为肺之体。

（四）人体的"神机"通路

由于心神为一身之主，所以运动的指令必然发于心神；感觉的归止亦必然通达于心神。对于心神与肝魂、肺魄之间的联系，《内经》认为是心包所完成的，也可以说心包的一部分功能是联系五脏神之间的神气传导。这个说法亦源于《内经》。《内经》述到："膻中者，臣使之官，喜乐出焉……主不明则十二官危，使道闭塞而不通，形乃大伤，以此养生则殃。"王洪图教授根据《内经》所述分析得出："心包在《内经》中被称为心主、膻中……心包能传递心君的指令……担负着感知的传入……是神气出入心脏的通道（使道）之一，心对全身各脏腑组织的支配、协调作用是通过心包通行神气完成的。"

根据上述梳理，笔者总结出了人体关于运动、感觉的神机通路。

（1）运动的神机通路："心神"发出指令，通过心包将指令传导至"肝魂"；"肝魂"再发出具体指令，指挥"筋"——肝之体，进行收舒；"筋"的收舒产生肢体的运动。

（2）感觉的神机通路：肌肤的感知上传给"肺魄"；"肺魄"收受此感知，再将此感知，通过"心包"上传之心神，由心神感受。

（五）中风病的病因、病位、病机

理解了《内经》所讲述的五脏藏神、所藏之神的功能及神机的通路。再领悟《内经》所述脏腑经遂（血脉）病变致病的机制。在这两个前提之下方可正确认识中风病的病位、病因、病机。

1. 气血与神及神机的关系

根据前文分析可知，在传统中医理论体系中将神志、运动、感觉等归属于"神"的范畴，《内经》将"神"分为五类，分寄于五脏；其中，心所藏之神（心神）为生命的主宰，肝所藏之神（魂）主运动，肺所藏之神（魄）主感觉，心神通过心包使道发出指令并接收外界的信息。

由于五神分寄于五脏，心包为使道，所以五脏及心包的气血正常运行是五神进行生理活动的前提保障；即《内经》所述："气血者，人之神，不可不谨养也。"气血循经脉而行，《内经》在一些篇章对"脉"也进行了介绍。认为"脉"为"血之府"，亦名"奇恒之府"；其功能是壅遏营气、令无所避，输送气血于五脏六腑、四肢百骸。脏腑中气血的运行是生理状态，是不可间断；如《灵枢·脉度》所述："气之不得无行也……如日月之行不休，故阴脉荣其脏，阳脉荣其腑，如环之无端……终而复始。"如果经脉中气血运行反常、逆乱则导致疾病，如《素问》所述："五脏之道，皆出于经遂（血脉），以行气血，气血不和，百病乃变化而生。"

2. 血脉藏"故邪"

中风病绝大多数起病突然。从中医经典的记载中，突然起病且有神志、运动障碍的疾病有大厥、薄厥、仆击等。其中大厥、薄厥与中风病有关联，但是却不完全对等，而与"厥证"关系更为密切。另外《灵枢》在《贼风》篇中介绍了"故邪"生成及其致病特点。该篇所介绍的内容与缺血性中风多有吻合。而以往的中医文献对该篇所述的内容一直未予以重视。兹将该篇内容附录于下。

黄帝曰："夫子言贼风邪气伤人也，令人病焉，今有其不离屏蔽，不出室穴之中，卒然病者，非不离贼风邪气，其故何也？"

岐伯曰："此皆尝有所伤于湿气，藏于血脉之中，分肉之间，久留而不去，若有所堕坠，恶血在内而不去，卒然喜怒不节，饮食不适，寒温不时，腠理闭而不通。"

黄帝曰："今夫子之所言者，皆病人之所自知也。其毋所遇邪气，又毋怵惕之所志，卒然而病者，其故何也？唯有因鬼神之事乎？"

岐伯曰："此亦有故邪留而未发，因而志有所恶，及有所慕，血气内乱，两气相搏。其所从来者微，视之不见，听而不闻，故似鬼神。"

张景岳在《类经》中对该段经文的注解是："尝有所伤，谓故有所伤也。或伤于湿气，留藏于分肉血脉之间；或有所堕坠，恶血留而不去；或卒然喜怒不节，则气有所逆；或饮食不适其宜，则内有所伤；或寒温不时，致腠理闭而卫气不通。"

黄元御在《灵枢悬解》中的注解是："旧有湿气，或有恶血，阻其经脉，梗而不流。偶因喜怒饮食乖常失度，伤其脏腑。"

结合《内经》及先贤的注释，我们可以得到的认识是：血脉可以伏藏故邪。故邪的种类涉及湿气（痰湿）、瘀血、气滞等。

其发病的特点是，可以有明显诱因，也可以没有明显诱因。

其发病的机制如《灵枢》所述："因而志有所恶，及有所慕，血气内乱，两气相搏。"即在一些可见及不可见的诱因作用下，故邪痹阻血脉而致病。

3. 故邪致病，损伤脏神

通过回顾传统文献，我们可以得出："脉"如同其他脏腑一样，可受邪生病。脏腑血脉（经遂）的病变可致气血逆乱，继而损伤脏神、心包使道，即出现中风病。其中，心包使道损伤导致神志不清（闭证或脱证）；"肝神"损伤则导致运动功能障碍而半身不遂，"肺神"损伤则导致感觉功能障碍；心受邪则患者死亡。河北名医张锡纯也已曾考虑故邪致病。其在《医学衷中参西录》中述到："多先有中风基础，伏藏于内，后因外感而激发。"其所述的"伏藏于内的中风基础"即是《灵枢》所述的"故邪"。只不过其未以五脏藏神这一中医传统思维做进一步的解释。当代一些中医学者通过较大样本的统计，认为痰浊瘀血为发病原因。也证明了《灵枢》所述具有超前的正确性及指导性。

4. "风、火"证候的原因及中风病的病机

至于"内风"证候出现的原因，如清代刘若金在《本草述》中所述："肝

为风木，不独血虚能生风，即血滞者亦然。"从《内经》角度而言，心包与肝皆属于厥阴，皆属风；若为病邪所袭，皆可生风。"火"证候的产生亦是因邪气伤血、伤阴而化火。

根据上述分析，笔者认为引起缺血性中风的病因病机是：因正气虚损、劳倦内伤、饮食不节等，痰瘀故邪藏于五脏经隧（血脉）中，扰乱脏腑气血、耗损脏腑气血、损伤脏神。其中，肝受邪则导致"肝神（魂）"损伤而出现肢体不遂，同时生出"风、火"。肺受邪则导致肺神（魄）损伤而出现感觉异常。心包受邪，则导致神志障碍。

与缺血性卒中不同，出血性卒中可由情志波动、运动等诱因而发病，属于五志化火或阴虚阳亢等火热病因而致病，其致病的必要前提是脏腑经隧（血脉）的虚损，血脉的虚损可由正虚、积损、劳倦、饮食不节、内生痰湿等多种原因所导致；部分患者或在火邪的损伤下而致血内溢，如《灵枢·百病始生》所述"阳络伤则血外溢……阴络伤则血内溢"；内溢之血形成瘀血（离经之血）而损伤脏腑气血并累及脏神，导致中风病；由于耗损脏腑阴血而出现"风"证候，并加重"火"证候。部分患者可无火邪损伤亦可出现血内溢、形成瘀血损伤脏神而致中风。简述其病机：火邪或加脉虚损→血内溢→脏腑瘀血→扰乱脏腑气血、耗损脏腑气血、损伤脏神，即中风。

综合分析，正气亏虚、五脏虚损、饮食劳伤等原因导致"痰瘀故邪"生成并藏于脏腑的血脉，或导致脏腑的血脉虚损；若痰瘀故邪或"血内溢"形成瘀血损伤脏腑气血、脏神，则形成中风病即半身不遂、肢体麻木，伤及心包则神昏不清，阴血耗伤，最终出现"风、火"证候。

（六）中风病的治疗要点

出血性及缺血性中风的治疗重点有所差异。对缺血性卒中重点在于涤除痰瘀、养阴养血益气；对出血性卒中的治疗较前者复杂，重点在于止血活血、凉血清火，养阴益气法亦可酌情考虑。

（七）中风病理论源流简介及评议

中风病的名称始于仲景先师。其继承了《内经》内虚邪中的观点，在《金匮要略》中述到："夫风之为病，当半身不遂，或但臂不遂者，此为痹。脉微而数，中风使然。寸口脉浮而紧，紧则为寒，浮则为虚，寒虚相搏，邪在皮肤。浮者血虚，络脉空虚，贼邪不泻，或左或右，邪气反缓，正气即急，正气引邪，喎僻不遂。"邪在于络，肌肤不仁；邪在于经，即重不胜；邪入于腑，即不识人；邪入于脏，舌即难言，口吐涎。

从中医理论分析，仲景先师所述并无不妥。从客观事实而言，临床中确有此病，例如，因受寒而出现的单神经炎，因外感而出现的局灶性脑炎、面神经炎等疾病。由此可知，《金匮要略》所述中风的病因病机是准确无误的。

然而，《金匮要略》所述的中风却非是后世所述的中风，因为病因不同。后世医家已经认识到了病因上的区别。故而提出了"类中风""非风"等观点。然而，自从宋金以后，多数医家却根据患者出现的临床证候、发病年龄等因素推导病因。形成了"风、火、痰、气、虚、瘀"六端为主要病因病机学说。然而，该理论却面临一个无法回答的问题；那就是心火暴亢、肝肾阴虚，甚至挟有痰瘀的人群，却只有一部分人出现中风病；那么，这个发病的拐点是什么？再者，就是笔者在前文中所述，根据出现的证候反推病因是否合乎逻辑？是否有证据支撑？

针对这些疑点，长期以来缺乏探讨。究其原因还是对《内经》所述的中医原理缺乏深入研究；对人的"神志、运动、感觉"的中医生理机制缺乏了解。

第二节　冠心病

一、现代中医对冠心病病因病机的认识

冠心病为人类的三大致死疾病之一，在中医体系中可归属于胸痹、厥心痛、真心痛范畴。最近的几版中医内科学教材代表了当代中医的主流观点，这些教材对该病的论述是：该病的病位在"心"，心脉痹阻为其病机。具体的内容是由于胸阳不足，心气亏虚，血瘀、痰浊阻于心脉，致心脉挛急或闭塞而致胸痹心痛。笔者详细分析了现代中医对冠心病病因病机的论述，发现其中存在着失误，现叙述如下。

二、现代中医对冠心病病机认识的误区

1. 冠脉不是手少阴心脉

西医实证的结果是：冠状动脉粥样硬化性心脏病（简称冠心病）是冠状动脉血管发生动脉粥样硬化病变而引起的血管腔狭窄或阻塞，造成心肌缺血、缺

氧或坏死而导致的心脏病。如果将中医教材对冠心病的病位病机的论述对比一下西医，读者可以很自然地得出：西医的冠状动脉大体就是中医十二经脉中的手少阴心经之脉。冠状动脉的粥样硬化造成的动脉狭窄，也就是中医所述的心脉痹阻。这样隐含着将手少阴心经之脉等同于西医的冠状动脉，从理论，或者实证角度来说，都是没有任何依据的，属于个人的主观想象。

2. 心脉痹阻的病机认识是片面的

按照《灵枢·经脉》篇所述，经脉濡养机体组织的特点是"营其所行"；即"营"其所行的部位。"心脉痹阻引起心痛"之说折射出的含义是："心脏"自身的气血濡养只来源于心脉（主要指络脉），心脉病则心病；而与其他经络无关。将这个推演结果与《内经》所述比较，就出现了问题。

首先，经文记载了手少阴心经之脉的循行走向，见下所引："心手少阴之脉，起于心中，出属心系，下膈，络小肠；其支者，从心系，上挟咽，系目系；其直者，复从心系，却上肺，下出腋下，下循臑内后廉，行太阴、心主之后，下肘内，循臂内后廉，抵掌后锐骨之端，入掌内后廉，循小指之内，出其端。"

经文中并未提到心经之脉络属于"心"。只是提到该脉络属于"心系"。《内经》提到"心系"的次数并不多，《中医大辞典》参考了《类经》《医学指归》等书籍的相关内容，认为心系是"心脏与其他脏器相联系的脉络"，不是指"心"。《内经》所述的"心"是通过解剖而认识的，即如《难经》所述："心重十二两，中有七孔三毛，盛精汁三合，主藏神。"由此观之，《内经》所述的"心"绝不是"心系"。若认为"心系"就是"心"，那就是混淆概念，是个根本性的错误。

其次，根据《内经》"营其所行"的论述，凡入心、络心之脉（包括络脉）皆可濡养心脏。《内经》对入心、络心的经络做了较多的讲述，现将《内经》关于入心及络心的经脉罗列如下。

《灵枢·经脉》篇及《灵枢·经别》篇记载"手少阴之别，名曰通里，去腕一寸，别而上行，循经入于心中""小肠手太阳之脉……入缺盆络心""脾足太阴之脉……其支者，复从胃，别上膈，注心中""足阳明之正，上至髀，入于腹里，属胃，散之脾，上通于心""足太阳之正……散之肾，循膂当心入散""肾足少阴之脉……其支者，从肺出络心""手心主之别，名曰内关……循经以上，系于心包，络心系""足少阳之正……散之肝，上贯心"。又述"五脏相通，移皆有次"，提示肺、肝亦有经脉与心相通。杨玄操在《难经集注》中述到："诸经络皆属于心。"由此可知，五脏六腑经脉（包括络脉）或络心或入心。

根据上述经文所述可知，"心"接受诸脏腑经（或络）脉的濡养，并非只接受"心脉之别"的濡养。所以，认为心痛病的病机为心脉痹阻所致的观点是非常片面的。

再从经文叙述可知，《黄帝内经》记载了多条关于心脉病变而出现心痛，但同时也记载了其他经脉病变而出现心痛，如"手心主之别………系于心包，络心系，实则心痛；胆足少阳之脉………心胁痛不能转侧"；《灵枢·厥病》篇记载的厥心痛包括"肾心痛、肺心痛、脾心痛、肝心痛、胃心痛"。《难经集注·六十难》记载杨玄操的解释是："诸经络皆属于心，如一经有病，其脉逆行，逆则乘心，乘心则心痛，故曰厥心痛。"由此可知，心痛病亦可由于其他脏腑病变，其逆气循经扰心而引起，并非单由心脉病变引起。再次证明现代中医关于"心脉痹阻导致心痛病"的病机分析是片面的。

三、病位在"心"的认识与《内经》理论相抵牾

归属于"心痛"范畴的冠心病其临床类型分为隐匿型冠心病、心绞痛、心肌梗死、猝死等。西医对该病病位、发病机制均已认识清楚。《灵枢·厥病》对该病早已进行了较为细致的描述，并根据预后分为真心痛及厥心痛，其中真心痛病情严重，如经文所述"心痛甚，旦发夕死，夕发旦死"；而厥心痛疼痛较轻，并不必导致死亡；该篇对病位并未介绍。然而在《灵枢·邪客》中的叙述是："心者，五脏六腑之大主也，精神之所舍也，其脏坚固，邪弗能容也，容之则伤心，心伤则神去，神去则死矣。故诸邪之在于心者，皆在于心之包络。"此论述即是心包络包于心外、代心受邪的理论依据。将《灵枢》这两篇所述综合分析可知，凡心痛、但不导致死亡的，其病变皆在心包络；心痛引起死亡的，其病变已深入至心。我国近年的流行病学数据显示，城市居民冠心病整体死亡率不到1%；由此可知，就属于中医心痛病范畴的冠心病而言，绝大多数患者为厥心痛，病位在心包脏；而极少数因心痛而死亡的患者为真心痛，病位在"心"。所以，认为冠心病病位在"心"之说缺乏理论基础。根据《内经》理论，心包络属于厥阴，而心则属于少阴，此两者的属性以及治疗存在着差异，将属于厥阴的心包脏误认为是属于少阴的心则会导致治疗的失误而降低

疗效。

由上述分析可知，现代中医对冠心病病机、病位的认识均存在着失误。心脉痹阻引起心痛的观点与西医理论非常接近，经典的中医心痛理论与西医确有差异。若以当今中西医整体背景来看，该观点当是受西医影响，是西化的中医理论。以此西化的中医理论指导中医药的治疗，如何能够取得良好的疗效？笔者无意否定接受西医的先进观点，但若因接受西医观点而丢弃中医的基本原则，恐怕是得不偿失。

四、以《内经》理论分析冠心病的病因病机

1. 病位分析

从前文分析可知，按照《内经》理论，就绝大多数患者而言，心痛病的病位在中医的心包脏，因心痛病而死的患者，病位在心。

2. 病机分析

对于心痛病的病机，可从其主要的临床表现之一（疼痛）入手进行分析。

《灵枢·本脏》篇记载："经脉者，所以行血气而营阴阳。"气血的濡养是脏腑进行生理活动的前提，其运行特点是"经脉流行不止，环周不休"。针对五脏卒痛的原因，《素问·举痛论》举寒邪为例，认为多种原因（包括寒、气滞、痰、瘀等）导致经脉气血不能濡养脏腑即引起疼痛；机制如经文所述"血虚则痛"。

由此可知，濡养心包络自身之脉如有病邪阻滞即可导致疼痛。还可得知心痛病的病机是濡养心包络自身之脉为病邪所阻滞而导致血虚作痛。

3. 病因分析

心包络亦需气血的濡养以维持其生理功能，即《内经》所述："气之不得无行也……如日月之行不休，故阴脉荣其脏，阳脉荣其腑"；脉为奇恒之脏，亦名血腑，其功能是壅遏营气、令无所避，如前文所述亦可受邪生病。由经文所述及张景岳及黄元御的注解可知，"故邪"是那些不即刻引起疾病，而是等待时机成熟才引起疾病的病邪，所以《内经》称之为"故邪"。

西医相关研究结果证明，动脉粥样硬化生成隐匿，早期无症状，且进展缓慢，形成原因有饮食、情志、年龄等。比较中西医两家的论述可知，西医的冠状动脉粥样病变可归属于中医的"故邪致病"范畴。当代中医学者通过大样本的研究证明痰瘀之邪是引起心痛的主要致病原因，也就是说引起心痛病的故邪

种类主要是痰瘀。

通过分析故邪的形成原因、病邪存在部位、疾病发病特点，结合心痛病的发病特点（疼痛），可以得出属于中医心痛病范畴的冠心病的病机是由于心包脏自身的濡养经脉为故邪痹阻所致。

再与西医对冠心病的研究结果相比对可知，按照《内经》理论推演的心痛病与之基本吻合；再看"血虚则痛"的论述，读者必然对《内经》认识的高深充满敬仰。

4. 心包脏病变的主要临床表现

通过上述分析可知，藏于心包脏自身之脉的痰瘀故邪首先损伤该脉，并扰乱了该脉的气血运行而造成心包脏局部"血虚"，且致痛；并使心包脏不能得到应有的濡养；继而伤及心包脏，导致心包脏病，使之虚损。由于心包脏为"心主之宫城""包于心外"，故而提示，心与其他诸脏腑经络的相互联系均需通过心包脏，包括脾胃经络向心提供水谷精微，所以在心包脏因自身脉病而虚损的情况之下，更容易受诸经络邪气的影响而发病，即《灵枢·厥病》篇所述的厥心痛，此亦是虚处受邪的具体体现。

心包脏在《内经》中还有其他的称谓，如手心主、心包、膻中、胸中等，并将其视为一脏而与手少阳三焦相表里，而由于《内经》理论强调五行配五脏、六律配六腑；并由于心包脏为心之近臣，代君行令，故而言"心"即包括心包脏，即马莳所述："内以心为一脏，而未及心络一脏，盖以心为主而统之也。"所以大多数情况下，并不突出讲述心包脏。关于心与心包的位置关系，张景岳在《类经》中讲述"心与心包，本同一脏""心包络，包心之膜络也"；王洪图教授进一步解释，认为"心包之形即为心脏之形………言其有名无形，是指心包无其自身特有之形"。

心包脏除代心君行令之外，尚有其自身的功能，主要包括：①如启玄子王冰所述"神气行使之道也"；②护卫心君、代心受邪，如《灵枢》在《胀论》及《邪客》二篇中所述"膻中者，心主之宫城也""诸邪之在于心者，皆在于心之包络"；③为气海，接收并蓄积宗气的功能，如《灵枢》在《海论》《邪客》二篇中所述"膻中者，为气之海""宗气积于胸中"；④输布宗气于心脏，如《素问·经脉别论》所述"毛脉合精，行气与腑，腑精神明"，毛脉合精，即指宗气的形成，"腑"即指膻中，"精"为使动词，其意为：膻中布宗气于心，使心君具有生理功能；⑤输布宗气于一身，如启玄子王冰所述"膻中主气以分布阴阳"；⑥为沟通心脏与其他脏腑联络的通道，如前文所述；⑦心脏的气血濡养由心包脏完成。

心包脏主宰宗气，宗气具有重要的生理功能，心包脏病必然通过宗气虚损、瘀滞等方面表现出来。喻嘉言认为"统摄营卫、脏腑、经络，而令充周无间，环流不息，通体节节皆灵者，全赖胸中大气为之主持""五脏六腑，大经小络，昼夜循环不息，必赖胸中大气斡旋其间；大气一衰，则出入废，升降息，神机化灭，气立孤危矣"。张锡纯经考证后认为"宗气"即是"大气"，由此可知，宗气是维持生命及各个脏腑生理活动的直接动力；其蓄积、输布均由心包脏完成。

根据上述梳理，心痛病的临床表现：①由于该病病位在心包脏，病机为痰瘀故邪痹阻心包脏之脉，所以常见临床表现是胸部疼痛；②由于痰瘀故邪扰乱心包脏气血运行而致心包脏病。心包脏病必然导致宗气蓄积、输布的异常，宗气病则表现出气虚、气滞，其临床表现为胸闷、短气、乏力等症；气为血帅，气病则导致血病，即气虚、血瘀；③心包脏病除表现出宗气的蓄积、输布的异常之外，还可表现出自身阴阳失衡；④病损的心包脏常因其他脏腑邪气的干扰而病情加重，即除出现心痛、气虚等症之外，患者还同时表现出其他脏腑的病症，如尤怡所述："是以各脏腑经脉，挟其淫气，自支脉上乘于心，皆能作痛，然必有各脏腑病形与之相应。"故而多数患者的主要临床表现由上述四个方面组成，即心痛、宗气病、心包脏病以及使心包脏病加重的其他脏腑之病；整体表现复杂。如病情较重，影响到濡养心神，则会出现神志的改变，如心烦意躁等，甚则出现精神障碍，西医将其归属于急性脑病综合征；此时由于心包脏储存、输布宗气功能明显减弱，其他脏腑亦出现相应的诸多病变，如影响到三焦水道的通调异常而水液潴留；其"行呼吸"功能的异常则呼吸困难，即西医所认为的心功能衰竭；并可导致虚里搏动异常及因虚而致的脉动失常，如结代脉等，即西医的心律失常。如果病情进一步加重则出现下列两种情况：①不能向心脏输布宗气，阻碍水谷精微进入心脏，则心君失养而致"神去"，即真心痛；②导致"出入废，升降息，神机化灭"。这两种情况均会导致死亡。

5. 冠心病的治疗原则

在治疗方面，如果病情较轻，涤除心包脏中的痰瘀、补益宗气、调整心包脏的阴阳不足是治疗中的重点。根据文献资料及我们的临床实践，补心包之气可以选用补中益气汤、升陷汤等，加引经之剂（引药入心包）；涤除痰瘀之剂为必用，再结合患者实际情况，调整其阴阳。此外，由于其他脏腑的疾病常可通过其与心包脏联系的经脉而加重心包脏病损，故而亦需治疗干扰心包脏的其他脏腑。如果病情严重，则主要针对宗气、心包治疗为主。虽然目前针对宗气偏虚的冠心病患者，应用补气、化瘀的方法已取得了较好的疗效；但我们也注意到，对于胸中痰浊较盛的患者，应用降痰通瘀的治疗方法更为适当。

6. 对中西医矛盾点的分析

虽然心与心包脏的藏象理论及相应疾病的病机分析暂无法得到西医解剖学的证实，用现代医学理论难以解释；但温病学派依此理论研制出的安宫牛黄丸在其相应的临床疾病应用中确屡建奇功，从而证明该理论的合理性。王洪图教授认为："生命活动机制是复杂的，生命活动的规律也应从多角度探索。中医理论所反映的生命活动机制及规律，既经千余年医疗实践得以证实，必定有其相应的物质结构存在，可换一种思路，从多系统、多层次、多维向地研究，而非简单的寻找解剖学基础来认同。"

第三节 从脾胃论治心衰

数年前，我科病房收入一位心梗后心功能不全的患者，按照西医常规治疗及中医益心气、利水、活血等法治疗，效果有限，仍诉胸闷、气短、烦躁，查其脉象为死脾脉（《素问·平人气象论》所述之死脾脉，即脉象为"如水之流"）。遂为其疏方，以脉象分析结果指导治疗，用健脾利水法为主的方法进行治疗；2天后患者症状得到明显改善。以后，笔者在临床中多次遇到慢性心衰患者，脉象均提示有脾之病脉或死脉，或兼见心、肾之病脉，均从脾胃为主进行施治而效果良好。由于治疗原则与目前中医界主流观点所采用的"治心"为主的思路不相符合，笔者只好阅读经典及名医著作以求一解。最终，笔者从以《内经》为源头的文献中找到了相关的理论依据，并且发现现代中医的一些不足之处。

一、现代中医对"心"的功能及心衰病的认识

目前中医界一致的观点认为：血液是在心气的推动下，由心脏的搏动推动

血液在脉中流动。顺理成章，具体到心衰病，认为其病位在心；基本病机为心之气血阴阳虚衰，运血无力而生诸证。

二、现代中医对"心"生理功能的误解

阅读相关的传统文献，就会发现，在西学东渐以前，中医没有"由心脏搏动推动血液在血管中流动"的说法，此观点是在当今中医工作者接受汇通派的观点之后提出的；说得更直白一些，是接受了西医观点后提出的。而为支撑这一新的中医基础理论，竟然错解了《内经》的经文的含义，并且在文献的引证上出现了失误。

以《内经》为源头的传统中医认为"心"的主要功能是"藏神"及"主血脉"。在西学东渐以前，对于"心主血脉"，历代医家均未将其解释为"心脏推动血液在脉中运行"。直到现代，中医工作者才根据汇通派的观点提出"心脏搏动推动血液在动脉中流动"，并将其作为"心主身之血脉"的解释，从而以得到经典的支撑。如其所述："心主血脉包括主血和主脉两个方面。全身的血都在脉中运行，依赖于心脏的搏动而输送到全身。"并将该观点作为中医的基础理论而写入教科书，数十年之中，"教育"了一代又一代的中医学子。

然而从经文"心主身之血脉"的语句上分析，"主"字在这里是一个动词，而在古汉语中，其含义是掌管、主持之意，而没有推动之意。

由此可知，这是对《内经》经文的误解，并把这个错误的理念传递了下去，以致现在的中医工作者已经不加思考地接受了。

现代中医为了找到更多的文献支撑，以证明其对"心主血脉"的解释，引用了明代李梴所著《医学入门》的一段文字。这段被引用的文字内容是"人心动则血行诸经"。这八个字的含义很清楚，指因心脏搏动而推动血液在脉中运行。自五版教材至今，已经40余年，诸版的《中医基础理论》教材《内经学》及绝大多数的相关论文，在为"心推动血液运行"寻找文献依据的论述中，均引用了这段文字。然而，我查阅了3个版本的《医学入门》，包括清代光绪年版本，其在文中是这样叙述的："人身动则血行诸经，静则血藏于肝脏，故肝为血海，是心主血也。"

此段文字讲述的含义是：人在安静时则血藏于肝，而诸经之血减少；运动时则血分布于诸经，而肝内藏血减少。其所提示的是："心"可调配营血在身

体内的再分布，体现了"心"为一身之主在血液分配管理方面的作用，而不是指推动的动力。由此可知，由于引证中出现文字上失误而导致了错误的读解，误认为是"心"推动血液在经脉中运行。

由此可见，"心主血脉"不能作为"心推动血液在经脉中运行"的理论依据。至于心衰，只根据西医解剖学而认为其病位在"心"，主要病机是心气衰弱或阳气衰弱等，临床治疗以"心"作为主要治疗靶点的观点是没有充分依据的。

三、《内经》对血流推动的认识

由于《内经》从未提出过由心脏搏动而推动血液流动。了解到这样一个事实，会使当今的中医学者认为，以《内经》为源头的传统中医并不知道是由心脏搏动推动血液运行，因为那个时代的科学技术不足以支撑当时的医者得到这个知识。然而客观事实却不是这样，且看《灵枢·营卫生会》所述："其清者为营，浊者为卫，营在脉中，卫在脉外，营周不休，五十而复大会。阴阳相贯，如环无端。"《内经》此段文字说明，其已发现了血液的循环流动。

进一步就需要探讨一下两个重要的问题：其一，《内经》对血流推动的动力是如何认识的？其二，是哪个器官推动了血液流动？这是现代中医所忽略而未深入探究的问题。

1.《内经》对血流推动动力的认识

《灵枢·动输》记载："黄帝曰：经脉十二，而手太阴、足少阴、阳明，独动不休，何也？岐伯曰：是明胃脉也。"张景岳对此注曰："是明胃脉者，言三经之动，皆因于胃气也。"由此可知，三经的动脉之动，皆由胃气为之推动。由此推演，人身十二经之动脉，皆因胃气的推动而动。这就说明传统中医认为血流的推动力是胃气。经文中的"独"字，所表达的是"特别"的意思，其意为此三处之脉的搏动特别明显，而不是单独的"独"。

2.《内经》对血流推动器官的认识

《内经》对血液流动推动器官的阐述是在《素问·平人气象论》中。其对胃之大络的相关描述是："胃之大络名曰虚里，贯膈络肺，出于左乳下，其动应衣，脉宗气也。盛喘数绝者，则病在中；结而横，有积矣；绝不至曰死；乳之下，其动应衣，宗气泄也。"

有一点需要单独解释，从经文所述文字的次序可以得知，先有虚里之

"动"，后有"脉宗气"的生理作用，提示：因其"动"而产生"脉宗气"的效应。在其后，经文又述"绝不至曰死"。此语进一步印证了"动"与"脉宗气"之间的关系。因为没有了"动"，就失去了"脉宗气"的效应。此处的"脉宗气"中的"脉"字从古汉语语法而言是名词做动词，其意是使宗气在脉中运行，意味着宗气通过"虚里"，也即胃之大络而输布。当今一些中医工作者将"脉"解为诊脉之意，如此解释则与《内经》的文风不相符，查阅《内经》中有关脉诊的记录，在其叙述中，前面均有动词，如切脉、按脉、适其脉、持脉等；而此处则不然，是《内经》名词活用为动词的具体体现。

在《内经》之后的一些注家根据经文所述，又对其生理功能做了进一步的阐述。杨上善认为："此胃大络，乃五脏六腑所禀居处……一身之中血气所尊。"张景岳认为："言胃气所出之大络……为十二经脉之宗，故曰脉宗气也，为十二经脉之尊主。"张锡纯认为：此大络所出之气"为后天生命之宗主，故又尊之曰宗气"。从《内经》及历代医家所述可知，对胃之大络的论述主要集中在络肺后浅出至左乳下这部分。因该大络载水谷之气贯络肺后形成的宗气，由此而输布于一身。宗气对人体意义重大，是历代医家论述的重点。直至现在，凡述胃之大络，多是指此部分。

综合《内经》及诸家注解可得出以下结论：①胃之大络输布宗气、营血于五脏六腑、十二经脉，为生命之所必需。②该大络的生理活动（是否搏动）决定了人的生死；即"动"以输布气血，人则生；"不动"，气血停运，人则死。

由上述分析可知，从传统中医角度而言，推动血液流动的动力是胃气，具体推动血液流动的器官是胃之大络。

3. 胃之大络是心脏吗

上述两个问题探讨完，再探讨传统中医所述的推动血液流动的器官与西医所认识的心脏又是什么关系？即胃之大络是不是心脏？

自西学东渐以来，中医学者已经知道由心脏搏动而推动血液在血管中运行，但始终未能将解剖所见的心与胃之大络的真实关系讲解清楚。读者可以阅读张锡纯及唐容川的著作。目前，对于心脏与胃之大络的关系，中医界一致的认识是：心位于胸中，外应虚里；虚里为胃之大络，其部位在心尖搏动处，为中医按诊的诊查部位之一。将虚里，也即胃之大络，视为一个与心脏关系密切的络脉，而非是心脏。然而客观事实是：对虚里按诊所感知的就是心尖搏动，也即左心室之动（心尖主要由左心室构成）。此结果使人产生一个疑问，此处的胃之大络是否就是指心脏？迄今为止，尚无人对此予以详细的解释。

按照《内经》所述，心脏与胃之大络均是有形的人体器官。探讨两者之间的关系，可从解剖位置、生理功能及其生理活动的重要性、内部结构三个方面进行。

（1）两者的解剖位置

《内经》时代曾通过解剖对心脏进行过观察。《内经》《难经》均有记载，后世又有图解补充。说明传统中医对心脏在人体内解剖位置的认识是清晰的。然而，在西学东渐以前，左胸，这一心脏所居的部位，却没有关于心脏搏动的记录，而唯有对胃之大络搏动的描述，如《内经》所述："胃之大络，名曰虚里，贯膈络肺，出于左乳下，其动应衣。"在西学东渐以后，中医学者才提出心脏搏动之说。这一客观事实提示：《内经》所述的胃之大络的搏动可能就是指西医心脏的搏动。

（2）二者的生理功能及其搏动的重要性

上文已经分析了胃之大络的功能，此处不再重复。以胃之大络的生理功能及其生理活动的重要性比对西医的心脏，二者基本一致，说明《内经》所述的胃之大络即是西医所述的心脏。

（3）两者的内部结构

《内经》虽对胃之大络的循行走向、生理功能等进行了阐述，却未曾述及其内部结构。然而，根据中国传统文化所遵循"辨物、正名"的一贯理念，可按照循名责实的路径，通过分析该大络的名称，即"虚里"的含义，以探讨其内部结构。古文中"虚"通"墟"，"虚里"即是"墟里"，指村落，提示有房屋及里巷；暗示了胃之大络的内部结构，也就是该大络内部有类似房屋一样的隔断及通道，这与西医所认识的心脏结构并无两样。现代中医学者徐湘亭根据"虚里"所表达的含义，比对心脏内部的解剖结构，认为虚里即是指心脏。

（4）胃之大络是心脏

从胃之大络搏动的位置、生理功能及生理活动的重要性、内部结构这三个方面比对心脏，可知《内经》所述的胃之大络即指心脏；确切地说，心脏被视为胃之大络的一部分，即络肺后浅出至左乳下这部分。并将心脏的泵血功能视为胃之大络输布气血的功能。

（5）《内经》视心脏为胃之大络的原因

《内经》时代已有一定的解剖学基础，既然认识了心脏，视其为五脏之首，却又为何将其视为胃之大络？这确实是一个难点，是一个必须回答的问题。通过阅读文献，我认为可从下述两个方面进行探讨。

①脏腑络脉的命名方式：胃之大络属于脏腑络脉。有学者发现，《内经》对脏腑络脉的命名侧重于脏腑功能。以此命名方式分析，称之为胃之大络是因为其可输布胃腑所出之气血。心脏所出之气血即为胃之大络所出之气血，因《内经》曾述："食气入胃，浊气归心……"若仅从功能角度，可以称心脏为胃之大络。但以此方法推演，出心后的动脉皆可视为胃之大络，这又与经文对该大络的起止界定相抵牾。可见，仅以功能解释尚有不足之处。

②《内经》认识人体结构的方式：《内经》视心脏为"胃之大络"，是因为通过解剖，发现心脏具有"大络"及"胃"的属性。其一，发现其能运行气血，并且联络诸脏腑、诸经脉，由此可视其为"络"（脏腑络脉）；"大"在古汉语中有"重要及形体大"等含义；故而称之为"大络"实属符合。其二，从其所采用五行分类法，认识到心脏具有"胃"的特点。《内经》虽未明言心为土，但在成书于东汉的《说文解字》中确有相关的记载，"人心，土脏，在身之中"。认为"心"属于"土脏"，是从实际中认识到心脏的实体结构是"肉"。《吕氏春秋》最先记载"赤肉"之说，如其所述"窥赤肉而乌鹊集"。唐代佛教典籍《传灯录》记载临济义玄所云："赤肉团上，有一无为真人。"按《佛学大辞典》解释，"赤肉团"即是指人的心脏。张锡纯所述更为直接："论其形质，不过赤肉所为，其能力专主舒缩，以行血脉。"在传统文化中"肉"属于坤卦，坤卦在五行分类中属土。又，胃为阳土，主动；脾为阴土，主静。故而可以将属于"大络"及具有"阳土"性质（收舒运动）的心脏视为胃之大络。

综上所述，心脏所输布的即是胃腑所出的气血；从心脏的结构及形质而言，又可以被视为胃之大络。由于《内经》在此篇中所论述的主题，乃至于全文所强调的要点之一是"五脏之脉，资生于胃"。故而，将心脏视为胃之大络，从《内经》体系而言是一个自然结果。

（6）两个命名的意义

读者此时可能会有这样一个想法，即使证明了心脏为胃之大络，最终也还是由心脏搏动推动血液流动，这是无法否定的事实，只不过是换个说法而已。笔者可以坦诚地告诉读者，这很有意义，因为牵涉到五行的归类。脾胃属土，担负着人体内水谷精微，包括宗气的运化。胃之大络输布气血的功能，即是脾胃"运"的重要组成部分；心属火，藏神，主要是言其"为五脏六腑之大主也"。

这个结果又说明《内经》看待心脏有两种不同的角度：从生命的主宰而言，视其为"心"；从气血推动角度而言，视其为胃之大络。

可能还有些不好理解，笔者再借助现代科学发现的脑的工作原理加以说明。脑功能研究是 20 世纪下叶开始的，由于核磁等仪器的出现，人们对脑功能的认识逐步深入。其基本工作原理之一即脑由不同的系统构成，每一个系统又是由不同的脑区（或神经核团）所组成，系统的一个功能需要不同的脑区参与完成，然而其中的一个特定的脑区又可参与不同系统的脑功能。

了解到现代科学对脑工作原理的认识，我们再回到中西医之间的关系的分析上。中医将人体分为五系统（五行），西医将人体分为八系统。西医每个系统又是由不同的器官组成，每个器官可以具有不同的生理功能，不同的生理功能从中医角度而言，归属于不同的五行分类。也就是说，西医的一个器官由于具有不同的功能，故而可以归属到中医不同的系统之中。例如，肾脏本身具有泌尿功能，以中医五行分类则归属于肾（水）系统；肾脏还可以制造促红细胞生成素，促进红细胞的生成，以中医而言，则可归属于心（心生血）。很多解剖学器官按照其不同的功能，均可以找到其不同的中医五行归属；以功能进行五行分类、归属是中医的一大特色。这与现代科学所发现的脑的工作原理非常相似。由此可知，中华先哲们的思维模式非常优秀。

四、慢性心衰病的治疗要点

由上述分析可知，通过解剖所见到的心脏，也就是胃之大络，其形质是"赤肉"，属脾胃。慢性心衰的根本原因是"赤肉"的收舒异常，导致其输布宗气能力的下降，临床表现为宗气不足。宗气是维持生命及各个脏腑生理活动的直接动力。宗气不足，影响到三焦水道的通调则导致水液潴留；影响到其"行呼吸"功能，则导致呼吸困难、喘憋等，并进一步导致各脏腑的功能减退而产生相关症状。

在治疗方面，补益宗气、利水等虽然是治疗心衰的重点；但是改善"赤肉"的收舒能力则是治疗中的关键。心脏属于胃之大络的一部分；其形质为"赤肉"，亦属于脾胃。所以从脾胃论治心衰，是治疗的根本。

临证脉案分析

本章内容的重点是笔者应用《黄帝内经》阴阳五行脉法诊察患者的病案及对脉象分析的记录。由于诊察的内容较多，自然也就增加了理解上的难度。

为使读者能更好地理解《内经》脉法的具体应用，笔者就个人的诊脉过程、所用语言的表述做如下简要的说明。

（1）诊脉前先与患者交谈 2~3 分钟，使其静心。诊脉过程中，先诊右手寸口脉，后诊左手。因为右手主阳、主气，左手主阴、主血。主阳、主气，象天；主阴、主血，象地。天可以包地，地不可以包天，故而先诊右手。

（2）诊脉时按照皮、脉、肉、筋、骨分次序进行五层诊察。其中第一层为"皮层"，诊肺脉；第二层为"脉层"，诊心脉；第三层为"肉层"，诊脾脉；第四层为"筋层"，诊肝脉；第五层为"骨层"（在筋之下，骨之稍上的部位），诊肾脉。

在检查每一层时，先描述本层整体的脉象，也包括"来、去""至、止"。"来"是指脉搏波从开始升起到最高点的部分，"去"是指脉搏波从最高点下降的部分；"至"是脉搏波的一起一落，"止"是指两个"至"之间的停顿部分。在脉案记录中，"至、止"之间的比较，仅限于长短。"来、去"之间的比较，包括长、短，大、小，紧、缓，迟数等方面。

其后，对每一层寸、关、尺三个部位的脉象再进行描述；包括比较三个部位脉象的"大小""滑涩""紧缓"等具体的脉象特征。

此外，本书是介绍《黄帝内经》五行脉法，对脉象的描述并未采用后世医家所用的脉位、脉势、脉形等语言。因为脉象如同人类指纹一般，每个人的脉均有其各自的特点，对于一些脉象，难以找到相应的词语形容，笔者用自己语言描述，现将脉案中读者陌生的词汇解释如下。例如，对于特别细小的脉，称之为"脉边"；对于特别细小兼有稍紧、尖立的脉，称之为"脉脊"，也即是细而尖耸如山脊，微微显露。"去如折头下落"，形容脉"去"的幅度大，提示阴虚重。

以上是笔者的诊脉过程和对脉象表达的语言习惯。由于五行脉法应用的切入点并非一端，若读者应用娴熟之后，也不必遵从上述的诊脉过程，只要不违背医理，皆可进行发挥。

一、不寐脉案

曹女士，70岁，门诊患者。就诊日期：2013年10月23日。

（一）初诊

【主诉】睡眠不佳，伴头晕、舌热5日。

【现病史】5日前，患者无明显诱因出现睡眠不佳，梦多惊恐；伴有头晕及舌有灼热感，如饮热水被烫伤。

【既往史】冠心病、高血压、糖尿病，平素大便干，须常服通便药。

【舌象】舌暗，胖大齿痕，苔薄白。

【脉象】

1. 右脉

（1）整体脉象：脉位沉（在五层脉的诊察过程中，可以脉体最大、最长所在的部位评判浮沉），长、弦、滑、大，以三、四层最为显著，有涩感。滑象提示湿盛。

（2）分层脉象

第一层肺脉：细紧，细象明显。

第二层心脉：大、弦、滑，关中独大。

第三层脾脉：弦滑明显。

第四层肝脉：短于第三层，弦滑，少力（与第三层比）。

第五层肾脉：寸不清、关小、尺独大。

［脉象分析］

第一层：浮以候阳。细紧提示表阳不足，表因阳不足可现寒象，推测应有后背怕冷的症状，询问患者，情况属实，与脉象分析的结果相符合。

第二层：大弦滑，关中独大。第二层为火之本位，大脉为火旺；火位出现弦象，提示木旺生火；滑为湿盛。关部独大，提示胃火旺。

第三层：弦滑，土位之脉应为"和柔相离，如鸡践地"。土位不现土形，而现木形，则提示为土虚，木旺而克土；滑主湿。此层脉象提示肝旺克土，土虚且有湿盛。结合第二层脉象"关中独大"，提示土中湿热。

第四层：短于第三层，弦滑、少力，仍提示肝偏旺。

第五层：尺独大，提示肾中虚火偏盛，火不守位。尺位正常脉象特点为沉小软滑。此部脉象现大脉，提示火盛。右尺为肾火之位，本应偏小，则相火守位而不妄动；出现"大"提示火盛而水亏。肾司开合，肾火旺则可见小便频多、色黄、异味，询问患者，患者小便情况确实如此。寸不清、关小也提示阴分不足、水不上承。

（3）寸、关、尺分部脉象

寸部（肺位）：脉三、四层大，重取空。

关部（脾位）：独大，偏浮大滑，沉取现虚象。

尺部（肾位、命门火位）：第一层无，第二层脉细仅及脉脊之边，三层大而不散，第四层大而散，五层空。

［脉象分析］

寸部：第三、四层大提示木土之火上扰于肺。

关部：独大，偏浮大滑。仍提示脾虚有湿，且有热象。《内经》谓"浮以候胃、沉以候脾"。此脉沉取现虚象，提示脾虚，与上述第三层分析结果一致。

尺部：第三、四层提示为火不守位，真阴不足。与上述第五层分析结果一致。

2. 左脉

整体小于右手寸口脉。

（1）寸、关、尺分部脉象

寸部（心位）：大。

关部（肝位）：浮取大，沉取空。

尺部（肾位）：尺虚，小于右尺部。

［脉象分析］

寸：心脉大，与命门相火呼应。相火听命于君火，此类患者脾气急、心事多、爱操心。心肾火旺则患者自觉舌热，因心肾二经皆连于舌本。

关：浮取大，沉取空。肝血虚则魂不安，可见梦多惊恐。肝藏血，血舍魂，肝血少、魂不藏则易惊。

尺：尺虚（偏大而少力），为真水不足。

（2）综合左右脉象分析

患者头晕：左关大、右寸大，提示金木不和。即木欲升发而不能，导致木郁，肺欲肃降而不降，加之肾中虚火上扰，可见头晕。

左尺小于右尺，仍提示水虚火盛。

两手脉相比较，左脉较右脉小，提示血虚。肾水不足则常见肝血虚，血不涵养肝木，则肝气旺而躁动。肾水不足、肝血不足可见大便干。

【病机分析】

脾虚湿盛、肾火不守位、真阴不足、肝血不足、肝气偏旺、心火偏旺。舌胖大齿痕，亦为脾虚湿盛之象。重点在于脾虚湿盛、肾火不守位、真阴不足。

【治法】 补脾养肾为主，佐以疏肝降肺化痰。

炒白术 20g	党参 12g	茯苓 15g	炙甘草 3g
橘红 8g	白豆蔻 3g	紫苏子 7g	浙贝母 6g
大腹皮 5g	泽泻 8g	柴胡 3g	炒栀子 6g
白芍 15g	香附 5g	牡丹皮 6g	麦冬 20g
川续断 5g	桑寄生 10g	熟地黄 30g	山茱萸 5g
肉桂 3g	北刘寄奴 6g	当归 12g	地骨皮 10g
玄参 12g			

不宜用知母、黄柏苦寒之味，是因为脾虚，用之则有虚虚之患。

（二）二诊

【病情变化】 2013 年 11 月 27 日：诉舌热感减轻，近日仍有睡眠差。舌暗，胖大齿痕，苔薄白。

【脉象】

1. 右脉

（1）整体脉象：三、四层最大，即脉位偏沉，脉形为弦滑偏长；与上诊时脉象相比较，脉变小。从脉的来去角度分析，去短而大，至长止短。

（2）分层脉象

第一层肺脉：大，寸、关、尺均有，尺部微急。

第二层心脉：脉体粗于一层肺脉，脉有洪象，来盛去衰。

第三层脾脉：弦、滑、大，至长止短。

第四层肝脉：弦滑。

第五层肾脉：尺独大。

[脉象分析]

第一层：大于经脉，提示肺中有火。此时乃秋冬之令，脉应浮涩而短、来急去散。

第二层：粗于第一层，脉象洪，来盛去衰。秋冬之时，火不居旺位，而钩象明显，提示火偏旺。

第三层：弦提示木旺，且木来克土，因本层为土位，不应出现弦象。滑为本位之脉象，但不应大，滑大提示湿盛且有热象。至长、止短，亦提示阳旺、阴不足，而有热象。

第四层：弦滑，提示木旺。

第五层：尺独大，提示肾中虚火偏盛且不守位。

（3）寸、关、尺分部脉象

寸部（肺位）：偏浮，大弦而滑，二层大，三层大，四层小。

关部（脾位）：大滑，略有弦意。五层均有，以三、四层大。

尺部（肾位、命门位）：第一层无；第二层有，并非本位常脉；第三层弦大；第四层最大；第五层仍有。

【寸、关、尺分部脉象分析】

寸部：二、三层大，提示心火、土火偏盛，且上扰于肺。弦为木形，木反侮金、金木不和则有头晕，患者诉早饭后头晕明显。《内经》述"肺脉微大者，起恶日光"。询问患者，自诉晨起见光后不适，情况与脉象相符。

关部：脉大，提示土中湿热；与舌胖大，有齿痕，质暗，苔薄白相对应。略有弦意，提示木克土。

尺部：第四层大为肝火下扰于肾所致。尺脉应沉、细、小、短，患者此脉尚有散意，提示肾之本源不固，与患者年老亦相关。

2. 左脉

整体脉象：第三、四、五层大，脉位偏沉，关中独浮。

【脉象及分析】

寸部（心位）：同前诊。

关部（肝位）：独浮提示肝火旺。

尺脉（肾位）：第一层无，第二层弦大，第三层弦大，第四层大，仍提示肝火扰肾。

【病机分析】肝中有热则眠差。加强清肝之力，减熟地，加炒栀子、槐花。槐花苦寒入肝经，可清肝火、明目、祛风利湿。脉散，以山茱萸收敛。

炒白术 20g	党参 15g	茯苓 15g	炙甘草 3g
橘红 8g	紫苏子 6g	浙贝母 6g	柴胡 3g

白芍 20g	香附 6g	炒栀子 8g	牡丹皮 6g
熟地黄 20g	麦冬 20g	石斛 12g	川续断 3g
山茱萸 4g	肉桂 3g	泽泻 8g	炒薏米 15g
车前子 10g	地骨皮 15g	当归 12g	生牡蛎 10g
槐花 6g			

二、胸闷脉案

（一）初诊

郭女士，60 岁，门诊患者。就诊日期：2014 年 3 月 3 日。

【主诉】间断胸闷 5 个月余。

【现病史】患者于 2013 年 11 月感冒后，出现间断性胸闷，常于静息时发作，与活动、情绪无关，可于夜间憋醒，休息约 15 分钟后缓解。在外院查肝肾功、心肌酶、甲功、心电图等均未见明显异常，服用心脑康、银丹心泰滴丸等药物后，症状缓解不明显。现症见：间断性胸闷，时有心悸，头晕，右侧头部重，转动颈部后加重，右肩疼痛，手脚麻木感，纳差，常有胃脘胀、烧心、反酸、呃逆，大便每日 1~2 次，小便正常，眠尚可。

【既往史】霉菌性食管炎、浅表性胃炎。

【舌象】舌质暗、胖大齿痕、舌尖稍红，苔薄黄腻偏干。

【脉象】

1. 右脉

（1）整体脉象：三、四层最大，弦、滑、稍紧、细，为病肝脉（盈实而滑，如循长竿）；病肝脉提示木旺；脉体细提示血虚（脉为血府，脉细提示血偏虚）。

（2）分层脉象

第一层肺脉：细弦，寸最大，关稍有，尺无。

第二层心脉：弦、滑、洪（来盛去衰），寸关有，尺可及脉脊。

第三层脾脉：弦、紧、滑，关部平（起伏不明显，为水象），搏动无力，有涩感。

第四层肝脉：最大，弦涩明显，寸、关、尺均弦，关少力。

第五层肾脉：有力、偏大。

[脉象分析]

第一层：仲春时节，第一层出现细弦为病脉；肺朝百脉，患者此层弦象明显；在肺脉之部出现木脉，则提示肝木犯肺，同时也提示肺气不足，金不制木。

第二层：所现脉象，并无太多异常。

第三层：此为土脉，应现"和柔相离"之象；弦紧，提示木旺克土，且土中阳气不足。关部平，搏动无力，有涩感，亦提示土中水盛，即脾虚而湿盛，兼有瘀滞。再查看患者舌象，舌体胖大有齿痕亦提示脾虚湿盛，即脉象与舌象有相符之处。"涩"主滞，"紧"主寒，合此二象提示"寒而滞"。患者诉常年胃胀。询问患者有无大量进食生冷饮食的过程，患者诉其以往喜饮凉水，现已不敢进凉食。

第四层：最大，弦涩明显，寸、关、尺均弦，关少力。肝主一身之筋，涩提示瘀滞，应有关节不适，询问患者，诉关节情况一般、无特殊不适。关部少力，考虑为肝木克脾土，即脾虚肝旺；肝旺疏散太过，可见大便不成形、易泄泻，询问患者情况相符合。

第五层：有力。此为变，尺脉应沉濡而滑，不应过于有力。患者尺脉有力，考虑肾中有热，与舌象相符合（胖大齿痕、质暗舌尖稍红，苔薄黄腻偏干，提示脾虚湿盛而化热，应有大便黏腻，询问患者，答有时黏腻）。询问患者且有口干、舌干之表现，考虑为热所致，虽脾虚湿盛，但肾中真阴亏虚、有火。

尺部之火，其因如李东垣先生"阴火下流"之意，即脾虚阴火下流。

（3）寸、关、尺分部脉象

寸部（肺位）：第一、二层细弦，第三层大滑，第四、五层弦。弦明显，提示肝木侮肺金；寸脉偏沉，阳位现阴形，提示阳气不足，应有后背不适怕冷、怕风之表现，询问患者，回答情况相符。背为胸之府，肺居胸中。

关部（脾位）：第一层微小；第二层滑大；第三层实，胃气实则胀，询问患者，诉常有胃胀，脉症相符合；第四层细；第五层无。

尺部（命门）：整体沉细弦，第一、二层无，第三层有，第四层最明显、偏大，第五层有。

分析右脉，可得出肺气不足，脾虚有瘀滞（脾湿夹肾中虚火），肝气旺有瘀、肝木侮金克土，肾阴亏虚有虚火、血亏等不同病机。

2. 左脉

第一层肺脉：细。

第二层心脉：细于第一层，关部独大。

第三层脾脉：细弦，关部大。

第四层肝脉：细，少力。

第五层肾脉：细微。

左右两脉比较，左脉细于右脉、短于右脉，提示血虚；应有眼干、麻木之表现。患者诉眼不甚干、但视物不清，手脚麻木明显，此亦是血虚的表现。肝气旺、肝血亏，可见背痛；肝中瘀滞重，稍有磕碰则皮肤淤青，均提示气虚气滞血瘀。肺气太过亦可见背痛。

双寸为阳位，但均现阴脉之形，提示上焦阳气不足，可有后背怕冷、怕风，上气不足，亦可见胸闷、气短、头晕、心悸，与患者实际情况相符。

左关大提示肝旺。患者右寸、左关均大，为金木不和，即肺气不降、肝气瘀滞化火而不升，多见头晕。

综合左右脉象，可得出上焦阳气不足、脾虚有湿，肝气旺有瘀、心肝血亏、肾阴不足有热、肝木侮金克土等不同的病机层面。

【治法】健脾利湿、清肝养血。

厚朴 5g	苏子 6g	麦冬 12g	茯苓 10g
炒白术 15g	党参 12g	炙甘草 3g	浙贝母 6g
清半夏 6g	陈皮 6g	柴胡 3g	香附 5g
当归 12g	白芍 10g	片姜黄 5g	干姜 4g
肉桂 2g	熟地黄 15g		

（二）复诊

2014 年 3 月 10 日。头晕减轻，呃逆减轻，仍有胃胀、牙痛、舌痛，舌尖有一约 3mm×3mm 小溃疡，诉经常有口腔溃疡，时有肩痛、腰痛（此亦是关节痛的体现之一，上次就诊患者诉关节无不适感是因为未曾关注于此）。

【舌象】舌体胖大有齿痕，质暗，舌尖红、有溃疡，苔薄黄。

【脉象】

1. 右脉

（1）整体脉象：脉位偏浮（二、三层最大），弦、滑、紧，病肝脉（盈实而滑，如循长竿）。

（2）分层脉象

第一层肺脉：小、细、弦，偏紧，有力，寸关可及。

第二层心脉：大于第一层，细弦紧，稍有涩感，寸大、关细、尺可及脉脊。

第三层脾脉：大、弦、滑、紧，有涩感。

第四层肝脉：小于第三层，弦、滑、紧。

第五层肾脉：小于第四层，弦、紧、滑，脉象特征以弦为突出，紧次之，滑则再次之。

［脉象分析］

脉位偏浮（二、三层最大），弦滑紧，病肝脉（盈实而滑，如循长竿）。紧为体内阳虚生内寒。弦紧，提示木旺夹寒，木气不舒展，可见周身不适。现于右寸，可见肩背不适；现于右关，可见胃胀，现于右尺，可见腰痛。肝气不疏可见容易紧张、胸闷气短。询问上述情况，患者确有上述症状。

第一层：小，细弦偏紧，有力，寸关有。紧为寒，浮以候表，太阳主表，提示太阳经有寒，应有后背不适怕冷、怕风之表现，询问患者，脉象分析与实际情况相符合。

第二层：大于第一层，细弦紧，稍有涩感，寸大、关细、尺可及脉脊。

第三层：大，弦滑紧，有涩感。胃气实则胀，与患者情况相符。

第四层：弦滑紧。此为变，木位应"弦"，滑现于第四层也提示脾虚湿盛。

第五层：弦、紧、滑，提示肾中阳气不足。

（3）寸、关、尺分部脉象

寸部（肺位）：第一层形紧且有大散之意，第二层大，第三层散、大于第二层，第四层细小、紧，第五层小于第四层。紧提示肺有寒，可有后背痛、怕风之表现。大、散提示肺虚气泄，收摄不足，可见多汗。这种脉比较难辨，是在虚（散）的前提下，出现紧象。

关部（脾位）：第一层大，第二层大散，第三层滑、大、少力、紧，第四层细涩。提示木气瘀滞兼血少，第五层细小。

尺部（肾、命门位）：第一层无，第二层可及脉脊，第三层微小，第四层细紧，第五层大于第四层，细紧。紧提示肾阳不足，可有腰痛，与患者情况相符合。与前次就诊相比，肾中虚火已不明显，因已加养肾引火归原之药。

2. 左脉

（1）分层脉象

第一层肺脉：细、短、紧、弦，寸有，关稍有，尺部未及。小于右侧脉第一层。

第二层心脉：细、短、紧、弦，寸细紧，关稍有，尺部未及。小于右侧脉第二层。

第三层脾脉：空。寸沉、关大。空提示血虚，应有眠差，询问患者得到肯定回答。

第四层肝脉：大于第三层，弦明显，此为病脉。

第五层肾脉：细。

（2）寸、关、尺分部脉象

寸部（心位）：整体小于右寸，第一层小，第二层大，第三层大，第四层小，第五层空，提示心中气血均亏。

关部（肝位）：芤，中空之象。第一层大，第二层大，第三层空，第四层细小，第五层细小。提示肝血虚。

尺部（肾位）：小、紧。

3. 综合左右脉象比较

右脉弦紧，大于左脉，提示气旺血虚，而气偏寒。分析左右两脉，可得出上焦虚火，且肺气虚有寒，肝气旺、肝血虚、脾肾阳虚。

【病机分析】根本在于木旺血虚、脾肾虚寒。

脾肾不足、脾虚生湿、瘀滞化火上扰，故上焦虚火，见舌尖红、有溃疡。右脉弦紧，紧为寒、寒主收引，应温散之；右寸除紧之外尚有大象，右寸三层最大，提示土中有火上犯于肺，且患者舌尖红、有溃疡，亦提示有火，但不应直接清之，亦应散之，加乌贼骨10g活血温脾，荆芥3g，防风3g散火。同时加玉竹20g以防过散伤阴，因伤阴亦可生火。

【方药】

厚朴 5g	苏子 6g	麦冬 12g	茯苓 10g
炒白术 15g	党参 12g	炙甘草 3g	浙贝母 6g
清半夏 6g	陈皮 6g	柴胡 3g	香附 5g
当归 12g	白芍 15g	片姜黄 5g	干姜 3g

| 肉桂 2g | 熟地黄 15g | 乌贼骨 10g | 荆芥 3g |
| 防风 3g | 玉竹 20g | | |

三、耳鸣脉案

付女士，73 岁。门诊患者，就诊日期：2014 年 3 月 3 日。

（一）初诊

【主诉】耳鸣、头晕 1 个月余。

【现病史】就诊前 1 个月余无明显诱因出现持续性耳鸣，两耳均有，呈轰鸣声，次日出现头晕，与体位变动有关，无视物旋转、无肢体活动障碍，外院给予改善微循环药物静点，并在高压氧舱进行 18 次治疗，耳鸣未缓解、头晕略减轻。现症见：纳可，眠差、多梦、难以入睡、易醒，大便一日 1 行，时干时稀。

【既往史】高血压 6 年，最高 150/？ mmHg，现服用施慧达每日 1 片，血压控制在 120/60~70mmHg。高脂血症，现服用立普妥每晚 1 片。既往发现有腔隙性脑梗死，脑动脉硬化。

【舌象】舌质暗、胖大齿痕，苔薄白。

【脉象】

1. 右脉

（1）整体脉象：整体偏沉、细、滑，稍弦、短、数（第四层最长、最有力）。细为血少，短为气虚或气滞，弦为木旺，数为有热。

（2）分层脉象

第一层肺脉：微细，仅寸位可及。

第二层心脉：细弦涩，寸细，关大，尺稍微。

第三层脾脉：长于第二层，弦、滑、短、平、大、散、虚。土位平、大、散，不现土形。土位即是关部。

第四层肝脉：长于第三层且较第三层有力。与其本位相比，中空、短、细、滑、紧、少力、涩。

第五层肾脉：更为细短。

［脉象分析］

第一层：肺脉应"浮涩而短"，微细，仅现于寸部，提示肺气不及，虽为仲春之令，肺气虽应不旺，但亦不应过细。

第二层：心火之脉，应浮大而散。细、弦、涩均为病脉之象。细为血少；涩亦提示血少，但涩可有三种成因，即"虚涩、枯涩、滞涩"；细涩相合为血虚而滞，气亦不足。弦提示木旺扰心。关大于寸为病脉，提示胃热，结合涩脉则多为因滞而化热。

第三层：为土位，应现"和柔相离"之象。滑为本位之象，胃气尚存；弦为木旺克土之象；大提示有热；短为土气不足；虚散亦提示土气亏虚明显。与舌象提示相符合（胖大齿痕，质暗，苔薄白）。

第四层：为木位，与其本位脉相比较，中空、短、细、滑、紧、少力、涩。提示木脏气血均不足而有寒。木位中气血比较，气偏旺、血不足更明显。再查左关，浮取小、重取空，亦提示相同的病机。肝主筋，肝木不足则可见关节不适，询问患者，诉冬季时关节不适；肝气实则怒、虚则恐，询问患者，其平素确易受惊吓，情况与脉相符合。

第五层：细短之象提示阴血不足。

（3）寸、关、尺分部脉象

寸部（肺位）：第一层不清；第二层细、无力；第三层大于第二层，散；第四、五层无。

关部（脾位）：第一层无，第二层紧，第三层紧，第四五层无。

尺部（命门）：整体，沉、细、微。第一、二、三层均无，第四层稍有，第五层细微。

［脉象分析］

寸部：肺居阳位，主一身之气。应浮取偏大，沉取偏小。现浮取少力而细，则提示肺气不足。第三层出现散象，提示肺气不固而泄。气主固摄，气不足，固摄无力，则应有多汗。询问患者，患者回答情况与推测相符。第四、五层均无，提示阴虚。

关部：土居于右关，浮以候胃，沉以候脾。应以滑而兼缓。现浮取紧而沉取空，提示脾胃阳气不足而甚。应有进食过多后胃胀、进凉食后腹泻，询问患者，患者回答确实如此。

尺部：沉、细、微提示肾阳不足。

【综合分析】脾肾阳虚，气血不足，兼有虚热。

2. 左脉

（1）整体脉象：整体偏浮，提示血虚。

（2）寸、关、尺分部脉象

关部（肝位）：浮取大、重取空，提示肝血虚，应有眠差。肝气过旺，可有眼胀。患者诉平时眼胀且易流泪。

3. 综合左右脉象分析

左右两脉比较，右脉沉、左脉浮，提示血伤；右脉第四层无力，亦提示血伤，考虑为脾虚生化不足所致。右脉细，左脉粗，提示气虚、血中阴火盛。

【病机分析】肺气虚、脾阳虚、肝气旺、肝血虚的不同病机层面。

【治法】健脾行气化痰，补肾平肝养血。

【方药】

党参 12g	炒白术 12g	茯苓 6g	炙甘草 3g
山药 10g	白豆蔻 3g	陈皮 6g	清半夏 5g
胆南星 5g	牡丹皮 7g	白芍 15g	柴胡 2g
升麻 2g	槐花 4g	熟地黄 12g	肉桂 2g
五味子 1g	干姜 2g		

根据右脉应取补中益气汤，结合左脉，应取槐花、丹皮、白芍平肝。

（二）二诊

2014 年 3 月 10 日：头晕较前明显减轻，已很少发作，耳鸣稍减轻。

【舌象】胖大齿痕，质暗，苔薄白。

【脉象】

1. 右脉

（1）整体脉象：沉短细滑少力稍紧。沉提示阳分不足，短提示气虚且滞，滑提示气虚湿盛，细提示气血两虚。来微小、去大而短，来小提示阳虚；去大提示阴不足，虚火上扰。阳虚可见腰部怕冷、阴不足可见口干，询问患者、情况相符。第四层至长止短。

（2）分层脉象

第一层肺脉：细微，寸可及脉脊，关尺无。

第二层心脉：短滑紧，寸稍大，关可及脉脊，尺无。来微小、去大，提示阳不足。

第三层脾脉：大于第二层，细、滑、短、少力。土位不现土形，提示脾虚；舌象亦提示脾虚，舌脉相符。

第四层肝脉：弦细滑、稍紧，至长止短，提示有虚火。

第五层肾脉：细短涩少力，提示阴水不足。

（3）寸、关、尺分部脉象

寸部（肺位）：第一层浮散；第二层浮散；第三层大散；有弦洪之意，提示胃中有热，与舌干相符合；第四层细小；第五层更细小。

关部（脾位）：第一层可及脉脊；第二层大于第一层，细弦；第三层大于第二层，细弦；第四层细弦；第五层无。土位现木脉，提示脾虚。

尺部（命门）：第一、二层无；第三、四层细微；第五层无，提示肾虚，主要是命门火不足。

2. 左脉

（1）整体脉象：明显大于右脉。寸为阳位，尺为阴位，寸位不及，尺位太过，现阳脉之形，提示阴水不足而有虚火。

（2）分层脉象

第一层肺脉：关大于寸，尺可及脉脊。

第二层心脉：关大于寸，尺可及脉脊。

第三层脾脉：大于第二层。

第四层肝脉：弦明显。

第五层肾脉：大。

［脉象分析］木旺。

（3）寸关尺分部脉象

寸部：大于右寸，兼大散，大提示火旺，散提示心气不足。心属火，可见性格急躁；心藏神，心气不足则可见精神不足。询问患者，患者答确实如此。

关部：大，提示木旺。

尺部：浮，左尺浮于右尺，考虑为心火旺、耗伤真阴。

3. 综合左右脉分析

右脉小于左脉，提示右脉气阳不足，左脉血中有热。热可由三方面原因导致：一为心火旺，二为饮食不当，三为外邪瘀而化热。此患者血分之热为心火旺所致。

【治法】健脾行气，化痰清肝（下次养肝血）。

【方药】

党参 12g　　　　炒白术 15g　　　　茯苓 6g　　　　炙甘草 3g

山药 10g	白豆蔻 3g	陈皮 6g	清半夏 5g
胆南星 5g	牡丹皮 8g	白芍 15g	柴胡 2g
升麻 2g	槐米 5g	熟地黄 12g	肉桂 2g
干姜 3g			

（三）三诊

2014 年 3 月 17 日：已无头晕，白天已无耳鸣，夜间耳鸣较前减轻。

四、心悸脉案

崔女士，73 岁，门诊患者，就诊日期：2014 年 4 月 21 日。

（一）初诊

【主诉】间断心悸 1 周。

【现病史】患者于 1 个半月前（2014 年 3 月 3 日）自觉头痛，3 月 5 日于我院急诊行头颅 CT、MRI 示脑出血。常规治疗后病情好转，并于 3 月 28 日出院。就诊前 1 周，患者出现间断性心悸，夜间为重，睡觉前自行服用 6 粒丹参滴丸心悸发作可减轻。现症见：食欲差；大便 3~4 天 1 行，便干，有时黏腻。

【既往史】发现血压升高 5 年，最高可达 160/60mmHg，间断服用降压药物，现服用络活喜 2.5mg，1 日 1 次，血压控制在 140/50~60mmHg。脑萎缩，并服用盐酸多奈哌齐片（安理申）。

【西医诊断】高血压。

【中医诊断】心悸。

【舌象】胖大有齿痕，质红稍暗，舌面光滑少苔裂纹。

【脉象】

1. 右脉

（1）整体脉象：整体脉位沉，弦滑数，至长止短、来长去短。脉象提示阴分有热（土之下即为沉位）。

（2）分层脉象

第一层肺脉：寸偏大，滑而有力，偏浮；关可及脉脊（细微难及）；尺未及。

第二层心脉：稍大于第一层，寸仍大，关细滑，尺不清。

第三层脾脉：弦滑，寸弦，关最大，尺细弦。

第四层肝脉：弦滑饱满有紧感，即为病肝脉，"盈实而滑，如循长竿"且有涩感，至长止短、来长去短。关部最大。

第五层肾脉：弦滑，涩感明显，至长止短、来长去短。

［脉象分析］

第一层：脉象为上浮大而下沉小，提示阳气上浮。寸部大滑有力提示肺中有痰热。

第二层：为火脉，寸大亦提示肺有热。

第三层：为土脉，土脉应滑，出现弦象，提示木来克土、土虚；关部大兼滑，提示土中湿盛且化热；大兼弦，亦提示有木火乘土，此分析尚须结合第四层脉象及左手关部脉象进一步分析。尺部细弦提示肾火不足。

第四层：为木脉，出现病肝脉证明肝气旺，亦证实第三层木旺克土的分析。有涩感则提示肝气瘀滞，至长止短；来长去短，木中阳旺阴虚而有火。结合涩象分析为提示肝瘀滞且已化火。关部最大，结合第三层分析一同分析，提示肝火传于土脏。

第五层：弦滑，涩感明显，至长止短、来长去短。滑为湿，为土气所现，若脉的体形适宜，则为常脉。弦为木旺所现，可知木旺上扰于肺，中克于土，下扰于肾。涩象为瘀滞。至长止短、来长去短提示阴分不足而阳偏旺。

（3）寸、关、尺分部脉象

寸部（肺位）：第一层细紧弦；第二层弦而偏大；第三层最大，大滑；第四层小于第三层、弦实有力；第五层细弦。

关部（脾位）：整体涩感明显。第一层细弦滑；第二层大滑弦有散意；第三层最大，大滑弦；第四层弦实；第五层紧实。

尺部（命门）：沉取大，但有紧形。第一、第二层无；第三层细弦；第四层最大、弦；第五层弦实。

［脉象分析］

①寸部

第一层：细、紧、弦，阳位现紧形，提示阳气不足、有寒。

第二层：弦而偏大，提示火、木旺，并提示木来侮金，可有头晕，询问患者，确有此症。

第三层：大滑，提示中土湿热太盛。

第四层：弦实有力，提示木盛。

第五层：细弦，细为常脉，但不应弦，亦提示木邪扰动水位。

寸为阳位，尺为阴位，结合寸部过大、尺部偏小而分析，提示阴虚有热、虚火上炎。

②关部

第一层：细、弦、滑，细滑可以出现，弦不应出现，提示肝旺、胃虚，木来克土。

第二层：大、滑、弦有散意，散为气不足，经曰"浮以候胃"，故为胃气虚弱；大滑为湿气偏盛，且已化热；弦为木来克土。

第三层：最大，大、滑、弦，更支持第二层所示。

第四层：弦实，提示木旺。

第五层：紧实，提示肾中阳虚而有寒。整体涩感明显，提示胃中气机不和、寒热夹杂且寒象不明显。可有因进食不当出现胃部不适，询问患者确实如此。右关涩感提示土中瘀滞，右脉三层来长去短、至长止短，亦提示瘀滞化火。询问患者，诉既往饮食不忌生、冷、辛辣（舌象胖大有齿痕，质红稍暗，舌面光滑少苔裂纹），提示脾虚湿盛内有瘀滞、阴虚，亦支持脉象所示。

③尺部

沉取大偏紧，亦提示阳虚。第三层细弦；第四层最大，弦；第五层弦实。均提示木旺。患者手冷，支持阳气不足的分析。尺部第四层大，为肝火扰肾，但肾的本位火不足，为肾中真阴不足、虚阳上扰，虽有火、实为虚火。

综合分析：肝旺、脾胃虚而有湿瘀滞，湿瘀化火，且木旺克土、侮金；肾中真阴不足、虚阳上扰。现为夏令，出现肝脉，亦提示木旺。询问患者，诉平素脾气急躁。与脉长度相比，脉形偏细，提示血虚，亦由脾虚所致，因"中焦受气取汁变化为赤是为血"，脾虚气血化生乏源导致血虚、脉细。

2. 左脉

（1）分层脉象

第一层肺脉：细，寸关均有，关大浮。

第二层心脉：长于第一层。

第三层脾脉：关中独大。

第四层肝脉：最有力。

第五层肾脉：尺部有力。

[脉象分析]关部独大，第四层有力，均提示木旺且化火，支持右手寸口

脉的分析结果。

（2）寸、关、尺分部脉象

寸部（心位）：第一层细，第二层细弦，第三层弦滑，第四层弦滑，第五层细弦。

关部（肝位）：第一层大、滑、弦、涩（打结）；第二层大、滑、涩（打结）；第三层弦滑少力，与右脉三层相参，均提示土虚；第四层细；第五层更细。

尺部（肾位）：第一层、第二层可及脉脊，第三层大，第四层大，第五层细弦。

（3）综合两手寸口脉分析

右脉长，左脉短；右脉粗，左脉细；提示血虚，为脾胃运化不足、肝气旺而血虚所致。两脉综合提示，脾胃虚而有湿，肝气旺、肝肾阴虚火旺、肾虚而阳不守位，木旺克土、侮金。然病机之关键在于木旺，虚火旺、土虚湿气盛。

肝木克土，则土虚生湿且可见反酸（患者确有）；木旺生虚火，虚火旺、湿气盛，虚火夹湿上扰于肺，可见头晕、胸闷、肩背不适感（患者确有）。肺气不畅可见胸闷；肺居胸中，背为胸之府，肺以背为府，故可见肩背不适。肾中真阳不足，不能温煦一身，肺脉现紧形，故可见后背怕冷、怕风（患者确有）。阴虚火旺可见口干（询问患者确实如此）。

【治则】平肝、降肺、健脾、养阴。

【处方】

紫苏子 6g	厚朴 5g	麦冬 20g	浙贝母 7g
党参 12g	炒白术 15g	茯苓 10g	炙甘草 3g
清半夏 6g	陈皮 6g	胆南星 6g	柴胡 3g
香附 5g	当归 12g	白芍 20g	桃仁 5g
红花 5g	干姜 3g	熟地 15g	玉竹 20g
丹皮 5g	泽泻 5g		

共 5 剂，水煎服，日 1 剂，早晚温服。

（二）二诊

2014 年 4 月 28 日：头晕减轻，自觉左侧后头部胀感、心悸较前减轻，夜间未再发作心悸，已经无须服用丹参滴丸，睡眠情况较前有明显改善。

【舌象】胖大齿痕有裂纹，少苔少津。

【脉象】

1. 右脉

（1）整体脉象：脉位沉（第五层最大），弦、滑、数（各层均数）。数为有热。

（2）分层脉象

第一层肺脉：弦且有大、细、紧之象（所谓细者，即与长度相比偏细，并非指微而细；大是指其形大于本位经脉）。寸关有，寸大于关，尺未及。

第二层心脉：弦、滑、大，偏洪，来长去长而急。寸大于关，尺可及脉脊（指下甚微）。

第三层脾脉：大于第一、第二层，弦、滑、大、数，涩。寸、关、尺均有，关最大。

第四层肝脉：长于第三层，弦、滑、长，寸、关、尺均有，关最大。

第五层肾脉：最大，弦、滑、长、大，寸小，关尺大。

［脉象分析］

第一层：为肺金之位，应"涩而短"，弦为木旺侮金；大提示肺气郁而偏旺。又，大为有热，且去大而短，提示阴分收敛不足，应有多汗（患者确有）。又，肺居胸中，胸以背为府；肺脉大提示肺气不降而瘀滞，应有后背、颈项不适，且脉弦亦可有颈项疼痛（患者确认有）。紧为寒，提示近日感寒，询问患者确实如此。总之，肺中有热且为寒所拘，即寒热错杂，热象明显。

第二层：为火位，应为钩象；不应弦，弦提示木旺，上扰火位；滑大提示有热加湿；来长去短而急，提示阴火盛；可有眠差易醒、口干，询问患者诉确实眠差且眼、鼻、口均干。

第三层：提示胃中有热，且有肝木克土之意。

第四层：为木位，长于第三层，弦滑长，关最大。提示木旺、木来克土。

第五层：为水位，寸小不为病脉，尺大提示肾火旺。肾主志，肾脉大可由心火引动。查左寸大涩明显，询问患者诉近日心里着急，考虑确为心火引动（心主管五脏六腑）。

第四、五层大提示阴虚火盛，舌象亦提示火盛，支持脉象。

（3）寸、关、尺分部脉象

寸部（肺位）：第一层大紧涩；第二层明显大于一层，大弦滑有力；第三层弦滑，大感不明显；第四层细弦；第五层细弦。

关部（脾位）：第一层涩，不清晰；第二层大滑有涩感；第三层偏散，大涩滑；第四层细；第五层细。

尺部（命门位）：第一层可及脉脊，第二层大，第三层最大且偏散，第四层大而有力，第五层弦稍大。

[脉象分析]

寸部：为肺金之部，应短涩。第一、二层大，提示有肺热；紧，提示有寒。第二、三层弦，提示木旺而反侮于金；大弦提示木火旺而克金；滑大提示肺中有湿热；第四、五层弦，均提示木旺。寸部第二层滑大可见头晕，患者头晕经治疗后已减轻，但脉象仍未显示有明显改善。就一般情况而言，症状改善快，而脉象改善慢。

关部：为脾胃之部，土主湿，脉象应为滑象，即"和柔相离"之象。不应现涩象，第二、三层大涩为脾胃气机瘀滞。第三层偏散为脾气虚；滑大提示湿盛；第四、五层细，亦提示脾虚，气血均亏，因细属小脉，经曰"小者血气皆少"。提示土虚湿盛且真阴不足。脾阴不足，可有口干。

寸部、关部第四、五层细，均提示阴伤，可有口眼干之表现（患者确有）。

尺部：为命门火之本位，第三层大且偏散，第四层大而有力，第五层弦稍大。提示木火太旺下扰于肾，亦提示肾中有火。

【综合分析】木火并旺，阴伤，土金不足。

2. 左脉

分层脉象

第一层肺脉：大弦，寸关有，寸大散，关浮紧，尺部可及脉脊。

第二层心脉：弦涩，寸偏散，关部尖立感，尺可及脉脊。

第三层脾脉：寸小，关独大，尺空。

第四层肝脉：寸小，关独大，尺小。

第五层肾脉：寸最小，关独大，尺小。

[脉象分析]左脉提示心气不足心经（心包）瘀滞，肝肾阴虚火旺。

3. 综合左右脉分析

右脉大于左脉，提示气旺血虚。

【病机分析】可以得出脾虚有湿热、心火下扰、肝肾阴虚火旺、肺热而感寒等不同病机层面，然此诊的病机关键在于心火（五志之火）旺，五志之火下扰肝肾，且又上扰故可见肺热、头疼。近日外感风寒故肺中寒热夹杂。

【治法】实火宜泻，虚火宜补。故治以养阴引火归原。

【方药】

紫苏子 6g	厚朴 5g	麦冬 20g	浙贝母 7g
党参 12g	炒白术 15g	茯苓 10g	炙甘草 3g
陈皮 6g	胆南星 6g	柴胡 3g	香附 4g
当归 12g	白芍 20g	桃仁 5g	红花 5g
干姜 3g	熟地 20g	玉竹 30g	丹皮 5g
泽泻 6g	地骨皮 12g	肉桂 2g	钩藤 6g
桑叶 6g	石斛 15g		

五、水肿脉案

李先生，62 岁，住院患者，入院日期：2017 年 03 月 07 日。

【主诉】双下肢水肿 2 年余，加重半年。

【现病史】患者于 2 年前无明显诱因开始出现双下肢水肿，无肉眼血尿及尿量减少，尿色正常，当时测血压 150/90mmHg。患者曾于中日友好医院行尿常规检查，提示尿蛋白增高（具体结果不详），未予特殊治疗。半年前患者自觉水肿较前有所加重，反复发作，为求进一步诊治收入院。患者自发病以来，偶有头晕及胸闷不适，无胸痛，纳眠可，大便正常，每日一行，小便可。舌暗，苔白腻，脉沉细。

【既往史】患高血压 10 年，最高达 160/90mmHg，口服硝苯地平拜新同，每日 1 片，平日血压 130/80mmHg。否认糖尿病、心脏病、脑血管疾病、神经精神疾病史，40 年前患有黄疸型肝炎。2009 年于我院骨科行髋关节手术，否认外伤史、输血史及安博维药物过敏史。

【个人史】吸烟 35 年，平均 2 支／日。

【婚姻史】28 岁结婚，育有 1 女，配偶及子女体健。

【婚育史】父母已逝，无心血管病家族史，否认家族性遗传病史。

【检查结果】尿蛋白：尿微量白蛋白 67mg/L、尿微量白蛋白／尿肌酐 4.01mg/mmol；生化全项回报：低密度脂蛋白胆固醇 3.45mmol/L。肌酐清除率 123.58ml/min；血清白蛋白 4.72g/L；24 小时尿蛋白定量：蛋白定量 0.052g/L、尿量 1680ml、24 小时尿蛋白 0.09g/24h。其余未见阳性指标。

【西医诊断】高血压，下肢水肿原因待查。

【中医诊断】水肿病，脾肾阳虚。

【舌象】舌质淡暗，舌体胖大，齿痕明显，苔薄白。

【脉象】

1. 右脉

分层脉象

第一层肺脉：短，仅寸位可及脉脊（指下极微），关、尺未及。

第二层心脉：细、弦、短。寸位、关位可及，尺位未及。

第三层肝脉：弦滑，偏紧。寸大，关小，尺微。来小去大。

第四层脾脉：弦、滑。寸、关、尺均可及。大于第三层脉。

第五层肾脉：滑紧大。寸关两位小，尺部独大。

2. 左脉

分层脉象

第一层肺脉：脉体小，近于微，不易辨别。寸位可及，关位微小，尺位不及。

第二层心脉：脉体细、涩，寸关可及，尺部不及。寸稍大。

第三层脾脉：细、紧、短（短于本位）、滑、涩。寸位大，关位大，尺位细微（同层比较）。

第四层肝脉：弦、紧、滑，微有洪象，大于第三层。来长，去大而短。

第五层肾脉：实、大、滑，有一些弦象兼紧及洪。第五层最大。来长，去大而短。

[脉象分析]

第一层分析：右手主气。寸口脉浮取微小，提示肺气虚，表阳不足；应有恶寒、乏力等症状（得到患者肯定）。然而分析过程中，也应结合左手第一层脉象同时分析。该患者左手寸口脉稍大于右手，但是与本位脉比较仍偏小，也提示阳分不足之象。

第二层分析：本位为"火"位。经脉应为来盛去衰。左右两侧均出现细短及涩，提示心的气血均不足且以气不足为主。按照经文所述"劳则气耗"的指导原则进行分析，患者应有多思劳心的客观情况（患者确认情况属实）。

第三层分析：本层为土位，土位之脉应为"和柔相离，如鸡践地"。右手寸口脉为弦、滑，偏紧；滑为本位之象，土气不太弱；弦为病脉，提示木旺而克土；紧为病脉，提示土中有寒；结合本层"来小"分析，进一步证明土中有寒。左手第三层脉象，支持右手寸口脉象的分析，但同时提示血虚，因为出现短脉（左脉主血）。此血虚之象，与右手第五层寸、关位细小所提示结果一致。（不论是左手或者右手，均为浮候阳与气；沉候阴与血。）

第四层分析：双手寸口脉的第四层脉体均大于第三层。弦滑为本位之脉，目前为春令，木气旺，故而可以归属于"经脉"。但第三层脉明显小于第四层脉，提示土虚而木旺。

第五层分析：双手第五层脉象提示水位太过，且有化热之象，患者可有睡眠不佳，下肢水肿的临床表现（经询问后，上述分析结果属实）。

3. 综合左右脉分析

脾肺气虚，肝肾湿盛，阴虚有热。

【**治疗**】补脾肺之气，利湿行水为主。

【**方药**】

生黄芪 15g	太子参 15g	炒薏米 40g	大腹皮 8g
茯苓 20g	炒白术 20g	炙甘草 5g	桂枝 3g
草薢 10g	伸筋草 10g	鹿衔草 10g	白豆蔻 5g
陈皮 8g	当归 12g	白芍 15g	熟地黄 20g
紫荆皮 8g	蛇床子 4g	泽兰 10g	川乌 4g
知母 5g			

共 5 剂，水煎服，日 1 剂，早晚温服。

六、心衰脉案

王女士，71 岁，住院患者，入院日期：2017 年 3 月 10 日。

【**主诉**】乏力 2 年余，加重 3 个月。

【**现病史**】患者 2 年前出现乏力、气短、下肢对称性水肿，外院诊断为心衰，考虑与肺栓塞相关，给予对症治疗，患者按时服用西药，腿肿减轻。近 1 个月发现贫血，西医考虑与心衰、胃肠道瘀血相关，血压亦较前降低，未再继续服用降压药物；为求中医协同治疗前来就诊。现自觉乏力，精神欠佳，头昏沉，纳眠差，大便 1 日 1 次、不成形，尿意频、小便量少。

【**既往史**】高血压病史 40 年，20 年前因窦性心动过缓安装起搏器，2 年前出现肺栓塞，发现贫血1个月。

【西医诊断】肺栓塞，慢性心力衰竭，贫血。

【舌象】质暗，舌体胖大，有齿痕，舌边有瘀斑，苔薄黄腻。

【脉象】

1. 右脉

（1）整体脉象：弦、紧、涩，偏沉，去短，应有口干，患者确认如此。

（2）分层脉象

第一层肺脉：弦紧，形大。寸大，关细微，尺可及但不清晰。

第二层心脉：弦、紧、涩，微有钩象，来紧涩、去短。寸大，左右弹手，即是紧形；关小；尺部甚微，形体不清晰。

第三层脾脉：紧、弦、涩，至长止短、来去皆紧。寸紧、关紧、尺紧。

第四层肝脉：弦、滑、紧。

第五层肾脉：大、滑、实。

［脉象分析］

第一层：肺脉，应"浮涩而短""来急去散"。该脉本位弦紧、形大，"来急"存在，"去散"不明显。肺位出现木形脉，推测左手寸口脉关位应该大。"紧"提示感寒。寒有两种，一是外寒来，二是内阳不足。

第二层：心脉，应是洪脉、钩脉，或谓"浮大而散"。"大"与"散"指形体。该脉形体现紧形，微有钩象，"来盛"有，来较大。提示易惊、怕冷。询问患者，患者自诉有不能触碰凉物、后背怕冷。后背怕冷，与肺脉紧相合。触摸凉物，心中拘滞，与心脉紧涩相印证。该心脉可推断出脾胃脉不足，多食则感不适，患者确认如此（至于患者食欲如何，需参看左手脉）。该脉来时犹豫（即为涩），去短。提示心火不足且有虚火，心阳分不足，阴分也亏，所以怕冷。整体弦紧，稍钩，来紧去短，提示最近思虑较多。

第三层：脾脉，应"和柔相离"。该脉紧弦涩，虽至长止短，但来去皆紧，提示胃中有寒、瘀。"瘀"则大便不爽。虽说三部皆紧，但至长，中有瘀热。胃中有瘀热，故腹部易于饱满，不欲食，大便不爽。寸弦紧，提示易心惊心急。询问患者后，确认分析结果与实际情况相符合。

第四层：肝脉，万物始生之位，应"耎弱轻虚而滑，端直以长"。该脉弦滑而紧，紧象明显，提示易抽筋。肝在体为筋，紧则易抽筋，遇寒更明显。患者确认如此。

第五层：肾脉，合藏之象，应"沉濡而滑"。该脉大滑实，略涩。提示湿气盛，腰痛、腰沉、腰难直立、身体沉重、腿肿。肾脉太过，则腰脊痛、小便黄。脉大，肾中有火，则睡眠不好，易惊易醒。心脉（寸）紧，则心气不足，易胆小、易惊。患者确认如此。

【综合分析】该脉气虚气寒瘀滞；气虚稍轻，气寒略重，内有郁火。提示患者年轻时身体素质好，贪凉食。该脉阳气弱，但不全虚，体中寒湿滞，脾胃虚，所以现在身体沉重、关节痛（湿对应脾，湿为阴邪，使人气滞，所以关节痛）。

2. 左脉

（1）整体脉象：浮取关上小紧、无数，中取大，沉取弱。

（2）分层脉象

第一层肺脉：小紧。寸部不清晰，关小紧，尺未及。

第二层心脉：弦紧带钩，关部有一小结。结合第一、第二层脉象，为关部独大、偏浮，与前面推断相符合。

第三层脾脉：病脾脉，"实而盈数，如鸡举足"。有弦象，湿气偏盛。

第四层肝脉：弦滑。

第五层肾脉：形体偏大，濡不明显，有火形，滑滞而钩（阴分里有热，睡觉不安稳）。

【综合分析】左脉浮位（阳分）中有寒紧，实际上血虚有热，提示易烦躁。寒湿重，提示头晕，患者诉确有时头晕，转身就晕。左脉偏浮，可推测出右脉应整体偏沉（右手脉确实偏沉）。左脉沉取则滑象明显，带钩，关脉有一小结（指下肝位脉滑动中打了个结）。

3. 综合左右脉分析

右脉偏沉，左脉偏浮，可知其气分虚寒，血分虚热。左右两脉寒湿皆重。

【病机分析】患者气虚、气寒、瘀滞，内有郁火，体中寒湿滞，脾胃虚。其核心问题是"滞"和"湿"，湿则身重，滞则身上不适，包括胸痛等均是因滞所致。

【治则】健脾、温阳、利湿、行气、补气、清阴火、养肾。该脉不宜用收法，但肾火旺，需要适当平火。

【方药】

| 生白术 20g | 茯苓 30g | 炙甘草 3g | 桂枝 3g |

肉桂 2g	大腹皮 6g	泽兰 12g	泽泻 8g
北刘寄奴 8g	生黄芪 18g	当归 12g	太子参 20g
白豆蔻 5g	紫菀 6g	白芍 15g	醋香附 8g
姜厚朴 5g	紫苏子 5g	陈皮 8g	熟地黄 20g
黑顺片 3g	干姜 4g	升麻 3g	牡丹皮 6g
川椒目 3g	檀香 6g	铁皮石斛 6g	

共 14 剂，水煎服，日 1 剂，早晚温服。

七、喘证脉案

樊先生，80 岁，住院患者，入院日期：2017 年 3 月 10 日。

【主诉】阵发性憋喘 3 个月余。

【现病史】患者于入院前 3 个月余，前无明显诱因出现阵发性憋喘，夜间为著，无发热、咳嗽、咳痰、咯血、胸痛，休息吸氧数 10 分钟可缓解。近 1 个半月出现双下肢轻度对称可凹性水肿，近 4 天憋喘加重，性质同前，夜间端坐呼吸，日间症状稍缓解，伴双下肢水肿加重，遂就诊于我院急诊，查心电图提示房颤，心梗五项：BNP 513pg/ml，肾功：K 3.2mmol/L、UA 559μmol/L、CR 215.8μmol/L、TC 3.49mmol/L、LDL-C 1.9mmol/L。自患病以来精神弱，纳差，睡前欠佳，大便正常，夜尿 5~6 次，每次量少，体重未检测。

【既往史】高血压 30 年，血压最高 160/?mmHg，目前规律口服琥珀酸美托洛尔、氨氯地平，血压控制尚好。糖尿病 8 年，目前予胰岛素（可疑为预混胰岛素）3~4 IU，早晚餐前皮下注射，未规律监测血糖。发现血肌酐升高 3 年。1 年前因重症肌无力行胸腺瘤切除术，住院期间发现肺栓塞、房颤。5 个月前因左侧肢体偏瘫，诊为急性脑梗死。予溶栓治疗后遗留行走迟缓。2 个月前开始口服抗凝药（华法林），目前口服 2.25mg。否认心脏病史，否认神经精神疾病史，否认肝炎史、结核史、疟疾史，预防接种史不详，否认外伤史、输血史，无食物或药物过敏史。

【个人史】间断吸烟 20 年，已戒烟 30 年，平素少量饮酒。

【婚育史】已婚，育 2 子 1 女，子女体健。

【婚育史】父母均患有高血压，已故，死因不详，否认家族性遗传病史。

【体格检查】体温 36.8 ℃，脉搏 72 次 / 分，呼吸 22 次 / 分，血压 129/81mmHg。心脏检查发现脉短绌，其余未见明显异常。

【实验室检查】血常规 WBC 6.51×10⁹/L，N 66.7%，HBG 121g/L，PLT 126×10⁹/L。

【西医诊断】充血性心力衰竭，心房颤动，慢性肾功能不全，高血压 2 级、极高危，2 型糖尿病，陈旧性脑梗死，低钾血症。

【中医诊断】喘证。

【舌象】舌质暗、胖，苔白腻、水滑。

【脉象】

1. 右脉

（1）整体脉象及分析：以死肾脉为主。

（2）分层脉象

第一层肺脉：细、紧、涩、长，中央尖（中央尖：寸尺连线，脉中央尖）；呈现太过之脉。寸关明显，尺也有，但不明显。来迟。

第二层心脉：细、滑、长、紧、涩，来迟。寸、关、尺均可及。

第三层脾脉：滑大，整体来紧、去大而缓。寸、关、尺都可及，关部滑、大、紧，以关部独大为主。

第四层肝脉：滑弦，以滑为主。寸、关、尺均可及。

第五层肾脉："发如夺索，辟辟如弹石"。

［脉象分析］

第一层肺脉：细、紧、涩、长，中央尖，提示肺气太过，即凉气太过。同其本位比较，该脉紧明显。时当春令，不应现此紧象，应该来急，而反来迟，提示阳气不足。

第二层心脉：细、滑、长、紧、涩，来迟。长、紧代表弦象，结合肺位之脉，提示阳气偏亏，患者应该出现手足凉。通过触诊核实，患者确实手凉。在尺部可及，提示肾中阴虚有火。

第三层土脉：滑大，整体来紧，去大而缓。提示胃脉盛，因其脉大而缓，所以饭后胃不胀（去大而紧则胀），询问诉其食多不胀。

第四层肝脉：滑弦。木脉应端直以长，长是其本性。该脉有"长"，但有明显滑象。提示肝中湿气盛。第四层有病肝之象，但并非全是病肝脉，同时现病脾脉，提示湿气盛，与其舌面水滑相符。

第五层肾脉："发如夺索，辟辟如弹石"，现死肾脉，即出现滑、沉、大，尺部滑大明显。提示腰痛、腿沉、乏力、腿肿，患者确认如此。

【综合分析】右手肺脉大，提示有痰。现死肾脉，细弦，毫无胃气。尺部脉大，提示肾中有虚火，有兼木气较旺，所以夜尿多。

2. 左脉

（1）分层脉象

第一层肺脉：稍散。

第二层心脉：细小。

第三层脾脉：整体不小，但寸部脉象小明显，提示易困，患者确认确有易困症状。

第四层肝脉：弦滑之象。

第五层肾脉：小于右手脉，也提示阴虚有火。

［脉象分析］左脉心气不足，易困。肝气偏旺，血虚。尺部脉小于右手脉，心肾两虚，阴气不足。

3. 综合左右脉分析

左手脉小于右手脉，短小、重取空。右手脉现死肾脉，细弦，毫无胃气。

【病机分析】心肺阳气不足，脾湿太过，肝肾阴虚火旺。

【治法】益气、健脾温脾、化湿、清肾。

【方药】

升麻 4g	炒白术 15g	陈皮 8g	生黄芪 15g
炙甘草 5g	太子参 25g	白豆蔻 5g	甘松 5g
当归 12g	桂枝 3g	红茜草 10g	熟地黄 20g
黑顺片 2g	醋香附 6g	桃仁 8g	姜黄 8g
白芍 12g	卷柏 6g	牡丹皮 10g	铁皮石斛 12g
泽兰 12g	茯苓 15g	旱莲草 10g	泽泻 6g
枸杞子 5g			

共 7 剂，水煎服，日 1 剂，早晚温服。

八、眩晕脉案

王女士，69 岁，门诊患者，就诊日期：2017 年 3 月 10 日。

【主诉】头晕、恶心 3 个月余。

【现病史】患者于 3 个月前，无明显诱因，出现头晕、恶心在我院就诊。经核磁检查发现有脑干梗死。给予前列地尔、长春西汀等药物静脉点滴，治疗后症状好转。然而患者仍有头晕，且伴轻度头痛、恶心、眼胀、视物稍不清、身体乏力、左手麻木。

【既往史】高血压、糖尿病 20 年；高脂血症、动脉硬化 10 余年。目前予以降压、降脂、抗血小板及活血化瘀中药治疗；及胰岛素皮下注射及阿卡波糖、盐酸二甲双胍降糖治疗。

【西医诊断】脑梗死，高血压，2 型糖尿病，高脂血症，动脉硬化。

【舌象】舌胖大有齿痕，质稍淡，有裂纹。

【脉象】

1. 右脉

（1）整体脉象：短、滑、紧，偏小。分析提示：气虚、气寒、气滞、湿盛。

（2）分层脉象

第一层肺脉：细、短、涩，无力偏紧。寸可及，少力；关稍大，无力；尺无。

第二层心脉：短、滑、散，稍有起伏，来小而长、去短偏大，小于本位之经脉。寸、关部可及，尺部不清晰。

第三层脾脉：短、滑、紧，偏细，小于本位经脉。至长止短。寸、关可及，尺微。

第四层肝脉：短、实、滑、紧，小于本位经脉。至长止短。

第五层肾脉：紧、实，形体稍大于本位经脉。寸、关、尺均可及。

［脉象分析］

第一层：肺脉，滑寿谓肺脉为"浮、涩、短"。"浮"指浮位，兼有上涌之意。"浮、涩、短"即在浮位诊时，指下有上涌之意的涩短。该脉浮位上有涩短但无力，提示肺气不足，少气懒言，可出现没精神、懒言易累之症（患者确认属实）。该脉细、短、涩而无力偏紧，肺脉细并无大碍，但不可少力，少力则无"来急去散"之象。"肺主一身之气"，肺气不足且寒，故卫气不足，提示其后背怕冷（患者确认属实）。脉形微紧的原因是少力难以紧所致。

第二层：心脉，应"来盛去衰"。该脉短滑，稍有起伏，来小而长，去短，偏大；整体而言，小于本位之经脉，且散。心位之脉小于本位经脉，脉之来小，此两点均提示心火不足，心气亏虚；具体体现是患者白天易困倦。滑象明显提示湿气偏盛，心气偏虚且受湿邪，患者应头晕且劳累后更明显；心气不足，易惊（患者确认属实）。该脉整体短，少力，滑紧而散。紧后见散，因其气虚所致。至长止短，提示即使现出不足之象，亦夹杂郁热。

第三层：脾脉，滑为本位之脉。短提示气虚、气滞；紧提示寒；短紧提示气机瘀滞，土主运化水谷，土滞则运化不畅，可体现为大便不畅（患者确认属实）。滑象虽为本位经脉，但是合并短、小、紧时，则提示运化不足，水湿内停，及土位中有寒湿；故其舌胖大有齿痕。

第四层：肝脉，木主宣散，脉体长，象为弦。肝脉出现短、实、滑、紧。短为病脉，提示木气不疏；紧为寒象，综合此两点分析为木气不足，且为寒气所抑，故而出现木气不宣。木在体为筋，"诸筋者，皆属于节"，故而患者应有关节酸痛不适、畏寒，且易出现肢体抽搐（患者确认属实）。木位脉还现滑象，提示肝气不足，肝受湿邪。

第五层：肾脉，肾位之脉应为沉濡而滑。本位脉现紧、实，稍大于本位脉。"紧"提示有寒，肾为本寒，故而不为病脉。大于本位脉，提示肾位水势偏多；结合第一、二、三层分析，应为气阳不足，水的运化不利所致；脉大，提示水瘀后，稍有化热之象。水的运化不利，提示可有下肢的轻度水肿（已经查体核实足踝部有轻度水肿）。

【综合分析】该脉气阳两虚，水湿内蓄。

2. 左脉

（1）整体分析：左手脉整体偏浮、偏大，提示血中有热，表现易心烦，怕热，喜凉食（患者确认情况属实）。

（2）分层脉象

第一层肺脉：有余，弦滑大，"来急"有，"去散"不明显。寸、关有，以关大明显为主，尺不太清晰。

第二层心脉：大于第一层，弦稍紧，稍有洪象（来盛去衰）。寸长大，关大，尺细。提示患者必然头晕，这段时间心情烦躁，易于对别人不满。

第三层脾脉：长、滑、弦、大。寸部弦滑紧，来有力、去大有力；关弦滑，有结（有涩紧感）；尺细。寸、关弦提示爱生气且现在难以自抑；紧提示受寒（患者确认属实）。

第四层肝脉：长，病肝脉。此年龄段，有病肝脉也属正常。寸、关弦，尺弦大。

第五层：环境噪音大，记录不清楚。

3. 综合左右脉分析

患者气虚、气寒、气滞、血瘀、血热。

【治法】清肝、平心、培土。只能平清，不能泻。

【方药】

紫苏子 5g	姜厚朴 4g	薤白 10g	生黄芪 10g
太子参 15g	炒白术 12g	茯苓 15g	炙甘草 6g
胆南星 8g	干姜 3g	肉桂 2g	谷精草 15g
白芍 20g	当归 10g	炒栀子 6g	淡竹叶 6g
钩藤 6g	炒僵蚕 8g	陈皮 8g	熟地黄 15g
牡丹皮 10g	土鳖虫 6g	姜黄 8g	桃仁 8g
天麻 3g			

共 14 剂，水煎服，日 1 剂，早晚温服。

九、下肢麻木脉案

刘先生，55 岁，门诊患者，初诊日期：2017 年 3 月 13 日。

【主诉】双足麻木、水肿约 1 年半。

【现病史】2015 年 6 月发现从双足上至腰麻木、腿沉，伴有咳嗽、肤色变黑、汗毛变长等症状。2014 年 10 月于天津医科大学总医院神经科住院，未诊断明确。2014 年 12 月北京协和医院血液科确诊为 POEMS 综合征，并进行了骨髓自体造血干细胞移植，术后好转。目前仍有双足麻木、水肿。

【既往史】高血压 10 年余，控制较好。

【西医诊断】POEMS 综合征。

【舌象】舌质暗，舌胖大、齿痕，苔黄白腻。

【脉象】

1. 右脉

（1）整体脉象：细、紧、滑、去短。

（2）分层脉象

第一层肺脉：小于本位脉。细、紧、无力；来细小无力。寸、关部细，尺部不清晰。

第二层心脉：小于本位脉。小滑，紧而少力，无力明显。寸部稍大；关现水形；尺部脉微可及。

第三层脾脉：短、滑、紧；至长止短，来长去短，来紧。

第四层肝脉：滑弦各半，兼紧涩，脉数，至长止短。寸、关、尺三部大体一致，尺部亦涩。

第五层肾脉：滑实。尺部独大，寸、关小。

［脉象分析］

第一层肺脉：该脉细紧，来细小无力，整体细紧无力。提示肺气虚、肺气寒。

第二层心脉：该脉小滑，紧而少力，来去不清晰，细小无力兼短滑。整体以小为主，小滑短少力偏紧，提示心气虚，心阳不足。

第三层脾脉：该脉短滑紧，至长止短，提示脾胃中有寒湿。然而由于至长止短，来长去短，来紧提示土中有寒湿，但是阳气亦不太弱。

第四层肝脉：该脉滑而偏弦，紧形明显。寸、关、尺三部大体一致，脉数，至长止短，去折头下落（脉下落幅度大）。滑弦各半，有涩感，尺部亦涩。此部脉象分析位肝旺，兼有瘀滞；结合第三层分析，为脾虚肝旺。

第五层肾脉：该脉滑实。尺部独大，提示有阴伤；又由于肾位脉滑大，也提示水湿盛。

【综合分析】肺脾气阳两虚，湿气盛，肝肾阴虚火盛。

2. 左脉

分层脉象

第一层肺脉：该脉大而偏散，有钩象，以钩象为主，兼弦象。寸部弦紧；关部大；尺部也可触及。

第二层心脉：弦滑。寸细弦；关大、弦、滑、坚；尺细弦。

第三层脾脉：弦、滑、大、涩，以关部独大为主，关部涩感明显。

第四层肝脉：表现为病肝脉，弦、滑、长，洪象明显，兼有涩。

第五层肾脉：该脉与第四层相似，尺部大。

3. 综合左右脉分析

肺脾气虚、阳虚，湿气盛，肝肾阴虚火盛。

【病机分析】该患者双足麻木、水肿，皆由肝脾两伤所致。脾胃虚寒湿重，化生之源乏力。脾主运化，脾虚运化无力，则水湿内停，故患者下肢水肿。怒则伤肝，患者曾经较长的情志波动，以致伤肝，化火伤血；又为寒湿所侵，气机不畅，肝气不疏，郁而火旺，灼伤内阴。由于气血不足，寒湿痹阻，故双足麻木。

【治法】益气、行气、温中散寒、祛湿、稍养阴。

【方药】

生黄芪 15g	炒白术 15g	陈皮 8g	升麻 5g
银柴胡 6g	太子参 20g	当归 10g	炙甘草 3g
茯苓 20g	炒薏米 30g	桂枝 4g	熟地黄 20g
白芍 20g	炒僵蚕 6g	大腹皮 8g	伸筋草 10g
醋香附 8g	肉豆蔻 3g	白豆蔻 3g	铁皮石斛 12g
旱莲草 12g			

共 5 剂，水煎服，日 1 剂，早晚温服。

经多次诊后，麻木明显好转。

十、虚劳脉案

刘先生，53 岁，门诊患者，初诊日期：2017 年 3 月 17 日。

【主诉】易累、乏力 4 年，加重 3 个月。

【现病史】患者 4 年前体检发现血压升高至 170/120mmHg 左右，此后间断出现乏力，气短及头晕，伴视物模糊、活动后憋气等不适。目前口服比索洛尔 2.5mg，1 日 1 次；左旋氨氯地平 2.5mg，1 日 1 次。自诉血压控制在 100/70mmHg 左右。近期在我院住院进一步诊治，发现多种病证。目前服用降压、抗血小板、降脂、降尿酸等药物。

【西医诊断】高血压（3 级，高危），冠状动脉粥样硬化性心脏病，痛风性关节炎，高同型半胱氨酸血症，脂肪肝，胆囊结石，反流性食管炎，非萎缩性胃炎，腰椎间盘突出，颈动脉粥样硬化，下肢动脉粥样硬化。

【舌象】舌质淡红，体胖大有齿痕，苔少。

【脉象】

1. 右脉

（1）整体脉象：大、实、滑、弦；来长去大，至长止短。

（2）分层脉象

第一层肺脉：大于本位脉。三部之间比较，关部最大，寸部第二，尺部第三。整体的脉形为来急去散。寸偏小，去散；关明显，现钩弦；尺略显脉边（甚小，但可触及）。阴位现阳脉，脉形小，水形。

第二层心脉：为滑脉，水形明显，但滑中有火形。三部比较，关部最大，寸部第二。寸部小散，尺部小滑，关部现火形。

第三层脾脉："实而盈数，如鸡举足"。寸小，关部最大，尺大于寸。该层脉最宽。

第四层肝脉：病肝脉，"盈实而滑，如循长竿"，弦滑皆明显，该层最长。寸部弦滑，小；关部大；尺部大，关尺部大体相仿。

第五层肾脉：大、长、实，有力，有涩感。

［脉象分析］

第一层：肺脉。滑寿谓肺脉为"浮涩短"，《内经》讲肺脉"轻虚以浮，来急去散"。该脉"来急""去散"皆有，但大于本位脉。寸部偏小，去散；关部明显，现火形，有钩形，兼弦；尺略现脉边，阴位现阳脉，脉形小，水形，未现火象，尚可。患者关位出现火形、木形，提示其胃中气滞且有热象，推测其饭后易胀满，患者确认属实。

第二层：心脉。该脉为滑脉，但滑中有火形。关部钩象现，脾位出现木火同旺，提示其食欲偏好；寸位小散，是浮而小、平而散；尺部小滑。该脉的滑形，不是水形之滑，而是心火之位出现滑形。该层脉大于本位脉。

第三层：脾脉。该脉"实而盈数，如鸡举足"，是病脾脉，提示土中有湿热，易腹胀；与第一、二层脉所提示的一致。寸小；关大；尺大于关。第一层到第三层综合来看，患者肺气偏虚。脾脉应"和柔相离，如鸡践地"，有力不应如此"硬"。脾胃脉中现此弦象，弦象提示土脏中气机不舒；结合关部脉体大，说明其食欲好，饮食过量，伤了胃（患者诉其每日饮食量大）。从尺到关到寸，关最大，尺第二大，寸第三大，提示湿气下注，下焦湿热，这与患者所诉腰、背、下肢皮肤瘙痒相合。

第四层：肝脉。该脉为病肝脉，"盈实而滑，如循长竿"，弦滑皆明显，且该层最长。寸弦滑小；关大；尺大。该脉整体弦滑，提示其肝气旺。

第五层：肾脉，应"沉濡而滑"。该脉大、长、实，有力，有涩感。肾脉现此脉，有生理原因，也有病理原因。提示肾水热，有瘀滞。《内经》讲："浮之损小，沉之实大，五脏菀热，寒热独并于肾也。"提示内热盛，小便黄，口干，与其舌象"胖大有齿痕、少苔、质淡红"相符，皆提示阴伤较重，晚上睡眠欠佳（患者确认情况属实）。这些症状皆为肾中湿热所致。

右寸口脉综合分析：肺气偏虚，中下焦湿热盛、肝肾阴虚火旺。第一至四层，皆来长去大，至长止短，提示阳气盛，耐寒，精力旺盛。患者诉比同龄人精力旺盛，常年凌晨 2：00 睡觉，早晨 7：00 起床。其阴火盛，多为饮食和思虑所致。

2. 左脉

（1）分层脉象

第一层肺脉：小涩，涩感很明显。寸关有，尺不清晰。

第二层心脉：细涩。关明显，脉中央部尖，如立起来一样，寸小。

第三层脾脉：短。关大滑，寸小，尺小。

第四层肝脉：小，明显小于右手脉，涩感明显，肝气不疏。

第五层肾脉：大滑。

3. 综合左右脉分析

脾胃湿热太盛，肝肾阴虚火旺，肺气不足。

【治法】清湿热，稍补阴。

【方药】

黄连 5g	枳实 8g	法半夏 10g	茯苓 12g
炙甘草 6g	陈皮 10g	酸枣仁 15g	铁皮石斛 12g
干姜 3g	黄柏 3g	地肤子 10g	当归 10g
生黄芪 10g	白芍 8g		

共 5 剂，水煎服，日 1 剂，早晚温服。

十一、眩晕脉案

王先生，70 岁，住院患者，就诊日期：2017 年 3 月 20 日。

【主诉】间断头晕 10 余年，加重 1 周。

【现病史】患者 10 余年前无明显诱因出现头晕，无头痛、昏蒙恶心呕吐、心悸，休息数分钟后头晕可缓解。后间断出现头晕，血压最高 150/90mmHg，未特殊处理。现规律口服琥珀酸美托洛尔缓释片 47.5mg，1 日 1 次，降压治疗，血压维持在 140/90mmHg。近 1 周头晕加重，无头痛、昏蒙、恶心呕吐、心悸，休息数分钟后头晕可缓解，测血压 140/90mmHg。患者发病以来精神可，春秋季节交替时出现喘憋、气短，时有胸闷，每次持续半天到一天，近 1 个月加重，持续数天后缓解。刻下症见：头晕，活动后喘憋、气短、耳鸣、耳痒、汗出明显，口干、口渴，饮食可，睡眠差，易醒，二便调。

【既往史】发现高脂血症5余年，目前服用阿托伐他汀钙片10mg，1日1次治疗。眼底黄斑病变5年，右眼老年性白内障术后5年。间质性肺病5月余。否认糖尿病史、心脏病、脑血管疾病史、神经精神疾病史、肝炎史、结核史、疟疾史，预防接种史不详，否认外伤史、输血史，无食物或药物过敏史。

【西医诊断】高血压1级，高脂血症，间质性肺病，颈椎病。

【舌象】舌体偏于胖大，质暗，舌苔黄腻。

【脉象】

1. 右脉

（1）整体脉象：弦、大、滑。

（2）分层脉象

第一层肺脉：弦、滑、大，整个脉形长于本位脉，且脉体宽。寸、关、尺均可触及。三部中，关最大，寸第二，尺部第三。脉来稍小而长，去短而大。

第二层心脉：整体有钩象，还有弦形；脉来不盛去反盛，来小而细，去大。三部比较，寸大，关第二，尺第三。

第三层脾脉：整体脉形是弦、滑、涩，脉体偏长。至长止短。三部比较，关最大，寸第二，尺第三。第三层大于第二层。

第四层肝脉：为病肝脉，如经文所述"盈实而滑，如循长杆"。寸、关、尺三部均明显触及。从脾胃脉跟肝脉比较，肝脉最长，脾胃脉第二。

第五层肾脉：实、大、滑、弦，偏数，至长止短，脉体粗大。三部比较，尺部最大，关第二，寸最小。来时有力，去偏短。

［脉象分析］

第一层肺脉：肺朝百脉，五脏六腑之脉皆上注于肺，故而五脏六腑之"变"亦可在肺位上体现出来。弦提示木旺，旺而且侮金，患者应有头晕（患者确因头晕入院治疗）。尺部脉摸到一个脉边，提示尺部之脉浮起，尺为阴位，脉应现阴脉，即不可以浮起，浮起则提示阴虚火旺。

第二层心脉：心脉的本来特点是来盛去衰，其形如钩。亦现弦象，心位出现弦形，提示有头晕。弦属木，为风，风扰心，故头晕。结合第一层的脉象，提示头晕的信息就很清楚了。心脉应该来盛去衰，这个脉来不盛去反盛，来小而细，去大；提示心位的阳不足，而阴中火盛，易出现口干等症。

第三层脾脉：土位本脉应该是"和柔相离，如鸡践地"。此土脉中有涩象，涩主瘀滞。此外，还现弦滑之象；脉体偏长，至长止短；提示土中瘀滞，并且化热。关部大也提示土中火盛。再者，土中不宜出现木形，如果出现木形，提示木旺克土。滑为本位经脉，但是滑大则提示土中湿热，患者容易出现口干（患者确认属实）；由于中土湿热，亦可出现腹胀（患者确认属实）；舌苔黄腻，亦提示土中有湿热。从第三层脾脉来看，大、滑，偏弦，应有痰，患者患有间质性肺炎，已核实确有痰。

第四层肝脉：为病肝脉，提示木气旺，脉大提示有火。肝藏魂，木中火旺，可是神魂不安，容易睡不好觉、睡觉轻、易醒，容易口苦，或眼部不适（患者眼睛确有血丝）。

第五层肾脉：肾脉应该滑而濡。其现实、大、滑、弦，整体脉偏数，至长止短，脉体粗大，尺部最大。说明肾中湿热（应为热水）皆重。患者应该出现小便次数多（患者确认情况属实）；耳朵容易痒（患者确认情况属实）。因肾里有湿热，通过耳窍表现出来（肾开窍于耳）。

【综合分析】肝肾瘀滞，阴虚火旺，脾湿水盛。

2. 左脉

（1）整体脉象：左手关部独大。左手脉粗大于右手脉。

（2）分层脉象

第一层肺脉：滑大；三部比较，关部最大，尺部第二，寸偏小。

第二层心脉：弦、滑、大，大于本位。关最大，至长止短，来长去短。左手第二层脉大于右手第二层脉。

第三层脾脉：来有些急、数，去有点短、散。

第四层肝脉：弦滑，三部都能摸到。尺最大，关第二，寸第三。

第五层肾脉：大、滑、实，尺部最大。

［脉象分析］左手脉大于右手脉，提示血中热盛。

第一层肺脉：寸部脉细小，关、尺反而大，关最大。提示了心气不足，也印证了右手第二层，心中阳分偏弱，阴分火旺。

第二层心脉：弦、滑、大，都大于本位，关最大，至长止短，来长去短。提示火盛于木位。

第三层脾脉：短散，提示土虚。

第四层肝脉：弦滑，提示肝旺。

第五层肾脉：尺部独大，且尺部五层脉均可及；尺为阴位，阴位出现阳脉，明显阴虚火旺，阳加于阴谓之汗，所以易出汗（患者诉其被子晚上都被汗湿透了）。肾阴不足，肾不纳气，可以出现气喘，尤其是动后。肾中火旺，可以出现耳鸣。

【病机分析】肝肾阴虚火旺兼脾湿。

【方药】

苏子 8g	厚朴 6g	浙贝母 10g	麦冬 30g
当归 10g	白芍 20g	香附 6g	谷精草 12g
生地 20g	生龙骨 15g	生代赭石 15g	陈皮 10g
清半夏 8g	茯苓 12g	炙甘草 6g	北沙参 15g
桑叶 15g			

共 5 剂，水煎服，日 1 剂，早晚温服。

十二、心痛脉案

刘女士，78 岁，住院患者，初诊日期：2017 年 04 月 05 日。

【主诉】阵发性胸痛 9 年，加重伴心慌 2 周。

【现病史】患者于 9 年前无明显诱因出现胸痛、胸闷、憋气，持续时间约 1 小时，服用硝酸甘油缓解，遂就诊于北京朝阳医院，诊断为"冠状动脉粥样硬化性心脏病"，予以行冠状动脉搭桥治疗。搭桥术后，患者症状明显好转。目前治疗药物主要为氯吡格雷 50mg，1 日 1 次，比索洛尔 2.5mg，1 日 1 次，阿托伐他汀钙片 10mg，每晚 1 片。病情基本平稳，只有天气突变时偶有胸闷、憋气。3 年前因家庭变故，患者胸闷、憋气症状加重，伴有左胸前区及左胸背部疼痛，遂就诊于我院。2 周前，患者在体力活动之后出现头痛，并伴有呕吐，于我院就诊查发现血压升高，血压波动在（170~180）/（70~80）mmHg，加氨氯地平治疗 1 周后血压降低不明显，遂改服硝苯地平（拜新同），治疗 1 周后血压降至 130/70mmHg，但是心率从 60 次加速至 85 次，胸痛明显，无胸骨区按压疼痛，无撕裂样疼痛持续不缓解，无呼吸困难、呼吸音减低，无烧心、反酸，现为求进一步治疗，收入我科。刻下症：胸痛，左胸前区及左肩背部疼痛，偶有头晕、头疼，脑鸣，口干口渴，怕冷，纳眠可，二便可。

【既往史】高血压病史 9 年，服用富马酸比索洛尔控制血压，血压控制良好。糖尿病病史 9 年，发病前半年以胰岛素控制，后改为阿卡波糖 50mg，1 日 3 次，以控制血糖，血糖控制良好。个人史、婚育史：无特殊记录。

【家族史】父母皆因冠心病、脑梗死去世。

【西医诊断】冠状动脉粥样硬化性心脏病，冠状动脉搭桥术后，高血压，2型糖尿病。

【舌象】舌质暗，体胖大有齿痕，苔薄腻。

【脉象】

1. 右脉

（1）整体脉象：弦、滑、紧。

（2）分层脉象

第一层肺脉：整体弦紧。三部比较，寸部＞关部＞尺部，其中寸部明显大。脉来细小去大。

第二层心脉：脉来无力，去有力，来迟兼涩。三部比较，寸部＞关部＞尺部。关、尺部细小，少力。

第三层脾脉：整体脉象滑而偏紧，滑象明显，来小去大。三部比较，寸部＞关部＞尺部。关部脉小，现水象。

第四层肝脉：盈实而滑，如循长竿，其中仍有涩象。三部比较，差别不大。至长止短，来有力而偏紧。

第五层肾脉：大于本位之脉，滑而兼弦，左右弹手。三部比较，尺部＞关部＞寸部。尺部出现大兼弦紧。

［脉象分析］

第一层：肺脉，整体弦紧，提示表有寒，故而患者应出现恶寒等症（患者确认情况属实）。弦提示木旺，且旺木上行，患者会出现头痛、头晕（患者确认情况属实）。三部比较，寸部脉过大，尺部脉过小，阴虚阳旺上扰，也会出现头部不适；由于寸部大，也提示肺气不降，患者会出现胸闷、易叹息等症状（患者确认情况属实）。脉的来细小、去大，也提示阳气不足而恶寒。尺部脉细微，提示下部腰腿会出现恶寒明显，以及腰痛（患者确认情况属实）。

第二层：心脉，火位脉应为"来盛去衰"，其象如钩；但患者此部脉象为来无力、去有力，提示心火不足；涩象提示心脉中有瘀。其脉来迟，也提示心火不足，与肺脉所提示寒象是一致的，即恶寒、怕冷；火不足也提示如此。心火不足且有瘀滞，与胸痛相应。

第三层：脾脉，滑为本位之脉，但是此患者土位出现滑象太过，提示湿气盛；提示平素饮食油腻偏多（患者确认情况属实）。关部脉小且现水象，提示土气不足，其原因可为食欲差或减少饮食所致（实际情况为减少饮食）；水象提示有寒，其原因可能与过食寒凉之物有关（患者确认情况属实）；脉去大，提示有阴火，土位有阴火，火性炎上，患者可出现轻度口干（患者确认情况属实）。寸位的第二、三层，均为滑大，提示肺中有痰湿，患者可有少许痰（患者确认情况属实）。土中湿气盛，身体易出现"酸、不适感"（患者确认情况属实）。

第四层：肝脉，"盈实而滑，如循长竿"为病肝脉，但是其中仍有涩象。木旺，肝木主"动"，提示患者性格急躁（患者确认情况属实）。三部比较，差别不大，至长止短，其来，有力而偏紧，仍提示木中阳分有寒，但是至长止短又提示阳气不虚，木之体为筋，在此种情况下，可能会出现肢体抽筋（患者证实偶尔有此症状）。

第五层：肾位出现大兼弦紧，提示肾水盛，弦紧提示寒；整体提示肾位水太过且寒，患者应有腰痛（患者确认情况属实）。结合第四层脉，阴分火旺，提示夜间小便次数多余常人（患者确认情况属实）；综合第四、五层，明显大于本位脉；而一、二层小于本位脉，提示气虚，气虚导致运化不良而出现水湿偏盛，并且提示身体耐力下降明显。

【综合分析】气虚、湿盛，阴火旺。即脾肺气虚，脾虚湿盛，肝肾阴虚有热。

2. 左脉

（1）整体脉象：整体小于右手脉，滑象较右手脉滑散。左手寸口脉属阴主血，小于右手脉提示血虚。散亦为缓之太过，提示有虚火。

（2）分层脉象

第一层肺脉：紧象不明显，小于右手第一层脉。来长细，去短，短明显；并且来迟。关浮，寸沉。关大于寸，尺部未及。来细、长、迟，去短。提示肺气不足，木气旺。

第二层心脉：整体缓、偏散，滑；关部数，寸部迟；可以见到"寸口脉沉而迟，关上小紧数"，这就是仲景先师在《伤寒杂病论》中，论述胸痹时所说的脉象。

第三层脾脉：整体滑而弦，去散。关＞寸＞尺，关部独大。关部独大提示木旺。去散提示土的阴分有火，结合第二层的偏散，患者出汗以胸部以上为多（患者确认情况属实）。

第四层肝脉：尺部比较明显，寸关部细小而微。提示肝血不足，临床症状应有眼干、易惊等（已核实，有易惊，肝气虚则恐；眼干不明显，因为湿气较重）。

第五层肾脉：尺部可及，寸关部不及。从第四、五层分析，阴血不足明显，进一步提示口干。

3. 综合左右脉分析

心肝血虚，脾肺气虚及脾虚湿盛，并出现阴虚火旺。

【方药】

柴胡 4g	元胡 8g	香附 6g	白芍 10g
当归 10g	桃仁 10g	姜黄 10g	生黄芪 15g
炒白术 12g	炙甘草 5g	干姜 3g	荜茇 3g
茯苓 12	太子参 15g	陈皮 8g	升麻 3g
法半夏 8g	胆星 6g	桂枝 4g	薤白 12g
瓜蒌 15g	知母 6g	铁皮石斛 12g	

共 5 剂，水煎服，日 1 剂，早晚温服。

十三、心悸脉案

张女士，33 岁，门诊患者，初诊日期：2017 年 04 月 11 日。

【主诉】 心悸、睡眠欠佳 20 余天。

【现病史】 患者 20 余天前，无明显诱因夜间出现心悸，自觉心脏跳动撞击胸壁；同时伴有睡眠欠佳，甚者整夜无法入眠。在当地医院就诊，诊疗情况不详。

【既往史】 乳腺结节、甲状腺结节。

【西医诊断】 心脏神经官能症。

【舌象】 胖大、齿痕，苔黄白腻水滑。

脉象：

1. 右脉

（1）整体脉象：脉浮弦，偏紧。

（2）分层脉象

第一层肺脉：弦紧；大于本位脉。来迟，去稍大；寸大于关，关大于尺，尺甚微。

第二层心脉：长、弦、偏紧，有涩感。来小，去大而短；至稍长，止稍短。寸、关部长度约同，寸粗于关，关长于寸，尺甚微。

第三层脾脉：长、弦、紧，以弦为主，稍紧，有涩感。来小，去大而短；至稍长于止。寸、关部长度约同，寸粗于关，关长于寸，尺小。

第四层肝脉：弦紧，整体偏长，稍细于本位脉。寸、关大致相当，尺部小。至长而止短。

第五层肾脉：细小，有力。

[脉象分析]

第一层：肺脉。现为季春时节，天气转温，患者由东北地区初来北京；应表现出"来急去散"。该脉来迟，脉体偏大，现木形。肺朝百脉，从本层脉象来看，提示木气太过，表现为性格急躁（询问患者，情况属实）。其脉来迟，提示阳气不足，临床表现为后背易于凉（患者述属实）。

第二层：心脉。火为"相"位，脉长为阳脉之象；弦、紧为阴象，涩为有瘀滞。来小去大而短，至稍长于止。提示心经火位为阴寒所抑，但是阳气稍不足，并不甚虚。

第三层：脾脉。土位脾胃部出现弦、涩脉象，提示土中气机瘀滞不和，临床表现可以出现饭后腹胀；若饮食不当易胃痛（患者述属实）。

第四层：肝脉。现为春令，木脉处于"旺"位。但其脉紧提示肝脉寒；木之藏为肝，木之体为筋，临床表现可有腰腿膝关节等痛、怕冷，腿部肌肉易出现痉挛。结合第一层脉象，患者可有胸闷，头晕等症状（患者述均属实）。

第五层：肾脉，应沉濡而滑。该脉细小，有力。提示肾水稍亏。

【综合分析】肝气旺而郁不舒（气滞）。

2. 左脉

（2）分层脉象

第一层肺脉：来迟小，去稍大；小于右手第一层。关大、尺小、寸微。

第二层心脉：该脉短，滑而紧，寸细，关独大。心部出现滑象且紧，为寒水侵心火，患者可出现手凉。

第三层脾脉：该脉短滑，稍紧，稍少力；小于右手第三层脉。关独大，有力；寸沉。

第四层肝脉：该脉滑短，少力，长于第三层。

第五层肾脉：未曾记录到。

【脉象及分析】

寸脉（心位）：第一层，仅现脉边，不清晰。第二层滑，少力，偏紧。心脉第二层出现水形脉，可表现怕冷，心情低沉（患者确认情况属实）。第三层，滑而偏实偏紧。第四、五层，不清晰。

关脉（肝位）：第一层有，第二层大，第三层大，第四层稍小，有涩感，第五层细滑。提示关节易胀，身上乏力（患者确认情况属实）。肝中有火，则眼睛干涩痒（患者确认情况属实）。

尺脉（肾位）：第一层稍现脉边，第二层有，第三层大滑，第四层大滑，第五层细滑。提示患者思虑重。

综合左右脉分析：右尺沉小，左尺浮大。阳气不足，阴亏兼有虚火。"有虚火"，表现易心烦，患者确认。

【病机分析】心阳不足、肝中寒热错杂。

【治法】补心，行气疏肝，暖中散寒。

【方药】

紫苏子 6g	姜厚朴 5g	干姜 4g	陈皮 8g
桂枝 5g	茯苓 15g	炙甘草 6g	煅紫石英 5g
酸枣仁 15g	石菖蒲 5g	茯神 12g	生黄芪 12g
太子参 12g	生龙骨 10g	柴胡 3g	白芍 12g
当归 8g	醋香附 8g	牡丹皮 6g	

共 5 剂，水煎服，日 1 剂，早晚温服。

按：根据患者的主诉可知，受病部位在心。脉诊中可以查到有明显的心中的"气、阳"不足。尽管有心的气阳不足，肝中确有郁火；同时也有肾中的阴虚；兼有脾胃不足。因此在治疗的过程中，即要补益心脾，也要平肝，暂时不予养阴之味。

十四、头痛脉案

张女士，55 岁，门诊患者，就诊日期：2017 年 04 月 12 日。

【主诉】头痛、头晕及肩背痛 3 个月余。

【现病史】患者 3 个月前无明显诱因出现头痛、头晕，且痛连肩背。曾多次诊治于多个医院，效果不明显。

【既往史】高血压、2 型糖尿病、陈旧性脑梗死等病史 5 年。

【西医诊断】高血压，2 型糖尿病，陈旧性脑梗死。

【舌象】体胖大、齿痕，舌质暗，苔薄腻。

【脉象】

1. 右脉

（1）分层脉象

第一层肺脉：脉体，稍长，大于本位；脉象，弦、紧、细、数；脉来紧、稍数，去稍大；至长止短。三部比较，寸>关>尺。

第二层心脉：有钩象，兼弦紧之象。其来小，其去大；来细长、去大而短；至长止短。三部比较，寸大于关，关大于尺；寸部明显大。关部出现水形脉（起浮小，滑象明显）。

第三层脾脉：脉体偏小；脉象弦、滑、紧，整体水形明显。三部比较，寸大于关，关大于尺。

第四层肝脉：弦、滑、紧、实、涩，稍数。满布于三指。关部稍大于寸部，尺部稍小，关部最有力。至长止短；来有力、现水形，去大。

第五层肾脉：脉象为大、实、滑、涩，大于本位。三部比较，尺部>关部>寸部。

［脉象分析］

第一层：肺脉，脉体大于本位；脉来紧、稍数，去稍大；至长止短。提示肺中寒热均有；阳分有寒，阴分有热。首先，"弦"出现在肺位，临床表现会出现头晕；紧提示头痛、颈部痛（因此而就诊），背部畏寒怕冷（患者确认情况属实）。

第二层：心脉，弦象到火位，会出现较重的头晕（患者确认情况属实）。去短提示阴分不足，临床表现应有口干（患者确认情况属实）。火位应出现火形脉，虽然钩象明显，但是为来小去大，提示火位中阳分不足，阴分有热。关部水形，提示土中有寒，火不足，饮食偏冷则脾胃不适，饮食偏少，不欲多食（患者确认情况属实）。

第三层：脾脉，脉体偏小，提示土气不足；水形明显，呈紧象等，提示土中湿气盛，且阳气不足而有寒，临床表现应为饮食后易出现腹胀、易腹泻（患者确认情况属实）。再者，从寸位而言，第一至第三层均大，提示肺气滞而不降，临床应有胸闷、长叹息，且腰易出现疼痛（患者确认情况属实）。

第四层：肝脉，虽然表现为寒象，但是脉体布于三指之下，提示虽然有寒，但是阳气不衰。关部有力，至长止短，来有力、去大，提示木旺有火，患者可表现有脾气急躁、眼睛干、口苦等（患者确认情况属实）。由于木旺、土虚，提示患者进食寒冷后，易出现腹泻（患者确认情况属实）。

第五层：脉象提示肾中有热，患者睡眠不佳（患者确认情况属实）。

【综合分析】浮取小，沉取大，提示气不足，易出现乏力。第四、五层大滑，提示下肢可有水肿（检查发现有轻度水肿）。

2. 左脉

（1）整体脉象：整体小于右手脉。

（2）分层脉象

第一层肺脉：整体脉形，细、弦、紧，大于本位；短于右手。三部比较，寸大于关，大于尺，来长去短；至长止短。

第二层心脉：细紧，钩象不显著，提示心火不足而有寒，容易紧张、惊恐。此外，若手触凉水，不适感明显（患者确认情况属实）。

第三层脾脉：整体小于右手脉，短。关部独大，寸、尺部小。提示脾虚。

第四层肝脉：弦滑，现钩形，木中有火。关部独大，寸部小。来迟去短。提示心血不足，可表现为易急躁。

第五层肾脉：大，大于第四层，肾中有火。应有睡觉容易醒。

【综合分析】气虚气寒，阴虚火旺，水湿盛。

【病机分析】心肺脾寒、阳气不足，肝肾阴虚火旺。

【治法】健脾行气化痰，温中散寒，稍养阴、补心气。

【方药】

紫苏子 6g	麦冬 15g	姜厚朴 6g	浙贝母 6g
太子参 15g	炒白术 12g	炙甘草 3g	清半夏 6g
陈皮 8g	柴胡 3g	当归 10g	醋香附 6g
桃仁 8g	白芍 15g	片姜黄 8g	羌活 8g
丹皮 10g	谷精草 15g	生黄芪 12g	生蔓荆子 8g
桂枝 4g	土鳖虫 6g	生龙骨（先煎）15g	熟地黄 12g
茯神 15g	石菖蒲 6g	干姜 3g	

共 7 剂，水煎服，日 1 剂，早晚温服。

按：现在糖尿病的发病率较以前已明显增加，该病属于中医消渴范畴。目前多采用三消法分析治疗。若究其核心病机，则属于脾虚。按照《内经》所述"五脏主藏精气"，脾脏所"藏"即是甘味；脾由于多种原因受损而虚弱，以致不能"藏精"，故而其"精"外泄，尿中可现糖尿。至于导致脾虚的原因有禀赋、精神状态（思伤脾），饮食劳倦（诸病起于过用）等。土虚不能藏精，则会导致阴虚，可以出现阴虚火旺等多种继发证候。对于"脾主运化"不需要重复，中医学者尽人可知，而对于脾所藏之精气，则少有述及。

十五、心痛脉案

赵先生，78 岁，住院患者，就诊日期：2017 年 04 月 17 日。

【主诉】间断胸背痛 2 个月。

【现病史】患者 2 个月前活动时出现前胸部广泛疼痛，牵涉后背痛，伴胸闷、汗出、头晕，持续 1~2 小时，无恶心、呕吐、晕厥等症状，休息或服用丹参片可缓解。就诊当地医院，查心电图、心脏超声未见明显异常。后胸背痛于活动后间断发作，1 天前胸痛再次发作，就诊于我院急诊，查心电图示：ST-T 异常。化验：BUN 9.25mmol/L，Cr 117μmol/L，UA 436μmol/L，余血常规、肝肾功、心梗四项、凝血大致正常。现为进一步诊治收入我科。刻下：无明显胸痛，纳眠可，饭后时腹胀，二便调。

【既往史】发现高血压 2 个月，最高 180/110mmHg，未服药。15 年前行股骨头坏死置管术。

【西医诊断】冠状动脉粥样硬化性心脏病，不稳定型心绞痛，高血压 3 级、极高危。

【舌象】胖大。

【脉象】

1. 右脉

（1）整体脉象：弦、滑、紧，浮小、沉大。浮取寸大，沉取尺大。

（2）分层脉象

第一层肺脉：弦滑；脉来迟；至长止短。三部比较，寸大于关，关大于尺，尺仅现脉边，形状不清晰。

第二层心脉：弦滑，偏紧，稍有钩形；大、长于第一层。来迟而长，去短；来去皆偏紧。寸、关、尺均可及。

第三层脾脉：弦、滑、紧，来长去短。关大于寸，寸大于尺。关散大，寸偏小但有力，偏实偏紧。

第四层肝脉：弦滑，左右弹手。来有力，去短而偏散。寸、关、尺三部皆有，关大于尺，尺大于寸。

第五层肾脉：紧而滑，寸、关、尺三部皆有，尺大于关，关大于寸。尺部脉来急有力、大。

[脉象分析]

第一层：肺位现弦脉则左手肝脉应该旺，未出现"来急去散"，而出现来迟，提示肺气不足。滑提示湿气盛，则舌应胖大。尺浮取即现，提示有阴虚火旺。肺位出现滑大，提示有痰，并易出现胸闷（患者诉情况属实）。

第二层：心脉，应为火形脉。该脉弦滑偏紧，火形不明显，来去皆偏紧。心位出现紧形且钩形小，即提示心宫寒，心脉寒与其胸痛相符。

第三层：脾脉，应"和柔相离"。该脉弦、滑、紧，提示脾胃不足，土中湿气盛。土虚、肺虚的证候在临床常见的症状有疲乏少力、饭后困倦明显（患者诉情况属实）。湿气盛易出现皮肤瘙痒（患者述情况属实）。

第四层：肝脉，该脉弦滑，左右弹手为紧脉的标志之一，肝主筋，木受寒气患者容易出现肢体肌肉抽筋（患者述属实）。来有力，去短而偏散则提示阳气尚未太虚，且有阴虚的证候，与尺部第一层可及脉象相符。

第五层：肾脉，应沉濡而滑。该脉紧而滑。尺部脉来急有力、大，提示肾经有火，则睡眠欠佳、腿易水肿、小便黄（患者述情况属实）。

【综合分析】肺脾气虚，心虚而寒；湿气盛，阴虚火旺。

2. 左脉

（1）整体脉象：左脉大于右脉。右脉细，左脉粗。

（2）分层脉象

第一层肺脉：该脉滑大，偏弦，大于右手脉第一层。关大于寸，关尺大小约同。来稍短，去散。提示爱出汗，尤其胸部以上汗多（患者诉头部先出汗，下身无汗）。

第二层心脉：该脉滑、大、弦，比较饱满。关大于尺，尺大于寸。来短大，去长。心位"弦"提示易头晕，患者诉最近经常头晕；结合右手心脉之位，弦紧主痛。

第三层脾脉：该脉弦、大、滑、长，三部满指。该脉实而盈，不数，如循长竿，来数，去迟且大而散，为病脾脉，患者诉怕食凉食。

第四层肝脉：该脉滑大。尺大，尺大于关，关大于寸。来有力，去小而少力。提示应稍有口干，但患者诉口干不太明显。

第五层肾脉：滑大。尺大，寸关不清晰。

【病机分析】脾肺气虚、湿气盛，心气寒，肾中阴火盛。

【治法】温中健脾利湿。

【方药】

丹皮 15g	姜黄 10g	法半夏 8g	石斛 30g
当归 10g	白芍 20g	肉桂 3g	黄柏 6g
五味子 3g	胆南星 10g	厚朴 8g	升麻 5g
泽泻 10g	桂枝 3g	干姜 4g	陈皮 8g
炙甘草 6g	茯苓 20g	生白术 15g	生地 20g
太子参 15g			

共 4 剂，水煎服，日 1 剂，早晚温服。

按：此脉诊记录是在患者入院初所查。随后冠脉造影证实该患者分支冠状动脉狭窄大于 75%，予以支架 2 枚植入。此虽为心痛病，然而其受病部位确属于中医的心包脏，核心病机为心包脏自身之脉为"故邪"所痹阻；同时由于心包受邪，其输布宗气的能力下降而出现气虚的证候。因此治疗中，化痰、活血、补气则是必用的方法；并且因患者同时存在肝肾阴虚火旺的证候，治疗中不得不予以考虑。

心痛病的病机中核心有二。其一，为心包脏自身之脉的痹阻；其二，由于心包脏的气血濡养不足而出现自身的气血阴阳不足。同时还有非核心的病机，心胞脏为"心"之宫城，与其他脏腑均发生联系，其他脏腑阴阳失衡、病邪亦会影响心包脏。治疗中需要综合考虑。脉诊可以分析五脏状态，亦不能完全代替问诊；若没有脉诊，治疗的准确度也就大打折扣，二者相参为佳。

十六、舌痛脉案

倪女士，58 岁，门诊患者，初诊日期：2017 年 04 月 19 日。

【主诉】舌尖部刺痛 5 年余。

【现病史】患者近 5 年，无明显诱因出现舌尖部针刺样疼痛，早轻、晚重。偶有面部烘热，头面汗出，伴心悸。近日出现胃脘部胀闷不舒，睡眠多梦，大便偏干，小便正常。

【既往史】高脂血症。

【西医诊断】灼口综合征。

【舌象】舌胖大、齿痕，质暗，苔薄白。

【脉象】

1. 右脉

（1）整体脉象：浮取小、紧；沉取弦、稍大。

（2）分层脉象

第一层肺脉：细、小、短、紧，小于本位脉。来微，去稍大；"至、止"分辨不清晰。寸稍大，微有左右弹手；关稍小；尺部指下不清晰。

第二层心脉：钩形不明显，小、短、紧，稍滑，小于本位脉。来小，去偏大。寸关可及，尺部不清晰。

第三层脾脉：短、滑、紧，稍现钩形，有涩感。来小，去大；至长，止短。寸大于关，关尺部位大小相仿。

第四层肝脉："盈实而滑，如循长竿"；小、涩。来、去夹角偏大，现钩形；来小，去大；至长，止短。寸大于关，关大于尺。

第五层肾脉：滑、大、涩。来、去皆有力；来小去大；至长止短。关大于寸，寸大于尺。五层中最大。

［脉象分析］

第一层：肺脉。该脉细、小、短、紧，小于本位脉。寸稍大，微有左右弹手；关稍小；尺不清晰。来微，去稍大，至止不清晰。提示表阳不足，应有背部怕冷，手脚凉、精神状态差等表现（患者确认情况属实）。

第二层：心脉。该脉钩形不明显，小、短、紧，稍滑，小于本位脉。寸关有，尺不清晰。来小去偏大。"长则气治，短则气病"，心脉小短于本位脉，提示心气不足。心气不足的原因之一是精神活动过多，提示患者可能在以前思虑过多（患者确认情况属实）。

第三层：脾脉。该脉短、滑、紧，稍现钩形，有涩感。来小去大；至长止短。寸大于关，关尺约同。小于本位脉提示脾胃不足；"来小"提示阳气不足，紧提示有寒；因其"至长止短"，虽有寒，但阳气尚未虚甚。"稍现钩形"提示土中有瘀火；会有轻度口干。此种情况提示患者以前贪凉食（患者诉以前喜食凉食，现口干）。土位脉平（起伏小，即钩象不明显），提示腹中会有饱满感，多食后应腹胀（患者确认情况属实）。脾虚湿盛，提示乏力、皮肤易瘙痒（患者确认情况属实）。

第四层：肝脉。该脉整体形态小、涩，且"盈实而滑，如循长竿"；来去现钩形，来小去大；至长止短。提示肝中有瘀火，睡眠差、易醒。肝木有太过之象，且有钩形，此为木火并旺，临床表现应有口苦，眼干涩等（患者确认情况属实）。这种肝火，多由长期情绪不舒所致（患者确认情况属实）。

第五层：肾脉。该脉滑、大、涩。来去皆有力，来小去大；至长止短。关大于寸，寸大于尺。五层中最大，提示肾火偏旺。

【综合分析】右手脉象，整体上为浮取小、紧，沉取大、弦、涩。提示肺脾阳气不足，湿气偏盛；肝肾中有瘀火。右脉整体现紧象，提示腰痛（患者诉腰易痛）。单从右手脉上分析，其舌尖痛为肝火瘀滞引起。

2. 左脉

（1）整体脉象：左手脉浮于右手脉。

（2）分层脉象

第一层肺脉：该脉弦，稍大，大于右手脉第一层。寸大于关，关大于尺，尺仅现脉脊。来小去大；至长止短。提示肺位阴分有火，咽喉易干痒（患者确认情况属实）。

第二层心脉：该脉弦、长。关部独大，关大于寸，寸大于尺。来迟去大而短，至止相当。该脉为木脉兼钩象。

第三层脾脉：该脉短、小，稍紧，与本位比偏短、偏小。来大去小。关部独大，关大于尺，尺大于寸。"去小"提示阴伤，脾胃阴分不足。

第四层肝脉：该脉短，木形不现，现火形。来大去小，来长去短，关部独大，关大于尺，尺大于寸。

第五层肾脉：该脉整体脉形大、滑、钩，大于本位。来大去小，来长去短，至长止短。尺大于关，关大于寸。

【病机分析】脾虚湿盛，肝肾火旺，肝火为主加肾火导致其舌痛。

【治法】健脾利湿、行气化瘀、清火，稍养阴。

【方药】

柴胡 4g	白芍 12g	当归 8g	丹皮 10g
炒栀子 6g	醋香附 6g	元胡 6g	谷精草 12g
茯苓 12g	甘草 6g	陈皮 8g	干姜 3g
蝉蜕 3g	炒白术 8g		

共 5 剂，水煎服，日 1 剂，早晚温服。

按：此患者舌痛，临床较少见，从中医理论角度分析，心开窍于舌，脾脉"连舌本、散舌下"，肾脉"挟舌本"，肝脉"络于舌"。从疼痛的病机分析，按

《素问》所述，则为邪侵，阻于经脉。究竟是哪经之病，从脉诊中可知是由肝经病所致。患者虽有肝经瘀滞化火，亦有脾虚脾寒的证候，所以治疗中必予温土的药物辅助治疗。此后患者几次就诊，舌痛治愈。

十七、水肿脉案

王先生，70岁，门诊患者。就诊日期：2017年04月21日。

【主诉】水肿、乏力4年。

【现病史】因胸痛急诊入院，诊为急性心肌梗死，经治疗后好转出院，此后出现双下肢水肿、身体乏力。目前病情基本平稳。西药服用他汀、美托洛尔、阿司匹林、ACEI制剂及利尿剂等。

【西医诊断】冠心病、陈旧性心肌梗死、慢性心力衰竭。

【舌象】舌胖大、齿痕，苔黄白腻、有裂纹。

【脉象】

1. 右脉

（1）整体脉象：大、滑、偏实。（整体脉偏迟，与其服用酒石酸美托洛尔片有关。）

（2）分层脉象

第一层肺脉：弦、大（粗）、长，大于本位脉。至长止短，来偏长、去偏短。寸大于关，关大于尺。

第二层心脉：弦、偏长、稍紧，大小约同于本位脉，稍小于第一层脉。至长止短，来长去短。寸、关大小同，尺偏小。

第三层脾脉：滑、大、弦，小于本位脉，大于第一、二层脉。来长去短，至长止短。关独大，关大于寸，寸大于尺。

第四层肝脉：滑、弦、大、涩，稍紧，为病肝脉，五层中最大。寸、关位大小相当，尺位稍小。满布三指。来长去短，至长止短。

第五层肾脉：滑、大、兼钩，五层中最宽，满布三指。来长大，去短大；至长止短。尺位偏大，大于寸、关位。

［脉象分析］

第一层：肺脉。该脉弦、大（粗）、长，大于本位脉。寸大于关，关大于尺。至长止短，来偏长、去偏短，提示肺气"热"。因"肺朝百脉"，诸脏腑脉之热皆可上注于肺。脉出现弦象，"弦"为木，"大"为热，提示肝中有热，上扰于肺；若推理病因，如无外感，可为情绪波动，多为着急上火所致；也即肺中之热来源于肝。从木中热气扰肺，肺对应头，患者应有头部不适等症，例如头晕、头胀等（已核实）。第一层浮取时，尺部即现脉边，为阴虚火旺的征象。

第二层：心脉。该脉弦、偏长、稍紧，大小约同于本位脉。稍小于第一层脉，提示心气不足。寸、关脉体大小相近，尺偏小。至长止短，来长去短，提示心脉中阴火偏重，应有口干（已确认）。

第三层：脾脉。该脉滑、大、弦，小于本位脉，大于第一、二层脉。关独大，关大于寸，寸大于尺。来长去短；至长止短。脉象以滑偏多，也即以水形脉为主，并有木形。提示湿气盛，其表现为乏力、身体沉重、皮肤瘙痒、易困倦（患者已确认情况属实）。

第四层：肝脉。该脉滑、弦、大、涩，稍紧，为病肝脉，五层中最大，大于本位。寸、关大，尺稍小。满布三指。来长去短，至长止短。提示木旺，与肺脉弦象相合。"弦大"提示有瘀，"瘀"而化火后才大，瘀提示气机不利。

第五层：肾脉，应沉软而滑。该脉滑、大，兼钩，五层中最宽，满布三指。来长大，去短大；至长止短。尺偏大，大于寸关。提示肾中有热，小便应偏黄（已核实）。肾经水旺，提示肾中多水，易腰痛、水肿（已核实，足踝部有水肿）。

【综合分析】脾虚而水湿盛，肝肾阴虚化火，形成中下焦的湿热。其舌象胖大、齿痕、黄白腻苔、有裂纹。

2. 左脉

（1）整体脉象：左手脉小于右手脉。右手脉属阳，主气；左手脉属阴，主血。右手脉大于左手脉，也提示阴虚，与右手脉提示的阴虚火旺相符。阴虚火旺则可睡觉易醒，小便频（已核实）。

（2）分层脉象

第一层肺脉：该脉滑、偏弦，少力，大于本位。寸大于关，关大于尺。来小去大，至长止短。

第二层心脉：该脉弦、偏紧，稍滑。来小去大而短，至长止短。寸大于关，关大于尺。火形不明显，为木形和水形。心脉现木形提示头痛头晕。心脉紧象明显则怕冷。

第三层脾脉：该脉弦、滑、偏紧。整体小于右手脉第三层。关部独大，关大于寸，寸大于尺；寸最有力，关稍有力。来小去大。

第四层肝脉：该脉弦、稍紧，有涩感，大于第三层脉，来长去短，关大于寸寸大于尺；肝脉中现火形，提示木中藏火，肝中有火。至长止短，提示患者病虽较重，但其阳气盛，身体尚无大碍。

第五层肾脉：该脉小于第四层，水形脉，无力，提示血虚，眼可出现易干痒（患者确认）。关独大，尺细、微、偏散，寸小。来长去极短，止长至短，提示肾位阴阳皆虚。

【病机分析】 脾虚湿盛，肝肾阴虚火旺，血虚，虚火上扰。

【治法】 益气、健脾、利湿、养阴、平肝。

【方药】

太子参 20g	陈皮 10g	紫苏子 6g	炙甘草 4g
胆南星 6g	当归 12g	白豆蔻 4g	生白术 12g
茯苓 20g	桂枝 3g	白芍 12g	片姜黄 8g
熟地黄 30g	柴胡 2g	生黄芪 20g	桃仁 6g
甘松 6g	麦冬 15g	法半夏 8g	北刘寄奴 8g
土鳖虫 6g	泽泻 8g	干姜 3g	山茱萸 8g
泽兰 12g	紫菀 6g	黑顺片 2g	

共5剂，水煎服，日1剂，早晚温服。

按： 现在中医的"心"与西医的"心"基本上已无差别。究其原因大致如下，《内经》认为"心藏神"，以及"心者，君主之官也，神明出焉"；又曰："任物之谓心"。于是后世医家将"心"分为"神明之心"与"血肉之心"。如《医学入门》所述："心者，一身之主，君主之官。有血肉之心，形如未开莲花，居肺下肝上是也；有神明之心，神者，气血所化，生之本也，万物由之盛长，不着色象，谓有何有，谓无复存，主宰万事万物，虚灵不昧者是也。"西医通过对人体生理活动的研究发现是脑为精神活动的器官；西学东渐后，一部分中医接受了这个观点，并提出"脑藏神"，认为"心藏神"是错误的认识；这个观点以王清任为代表。对于这个理论问题，应用传统的"象"思维并不难解释（王清任未能理解）。

中医"心"的另一个主要功能是主血脉，现代中医对心主血脉的解释是："心主血脉包括主血和主脉两个方面。全身的血都在脉中运行，依赖于心脏的搏动而输送到全身。"这样中医的"心"就与西医的"心"在功能方面一致了。

所以现在中医在对西医心衰等疾病的分析、治疗皆从"心"入手。

我认为，治疗心衰病，首先要从经典中找到理论依据，看看经典如何论述血液的推动。根据对经典的学习及分析，《内经》对血液推动的部位、动力均作了较为清晰的讲解；认为推动血液流动的动力为胃气，具体推动的器官是胃之大络——虚里。因此，治疗心衰病应从脾胃进行论治。具体的分析详见前文。

本案患者在门诊已经治疗多年，病情一直平稳。患者初来就诊时，脉象表现为死脾脉，即"如水之流"；其脉的特点是滑、大，起伏小，兼有缓形，指下感受确如"水在流动"。此后予以健脾、利水、温阳、补肾等法治疗，病情稳定。

十八、虚劳脉案

赵女士，64 岁，门诊患者，复诊日期：2017 年 05 月 05 日，季节：春末夏初。

【主诉】气短、乏力 2 年余。

【现病史】患者 2 年余前，无明显诱因开始出现气短、乏力。查体发现血脂异常，颈动脉 B 超发现颈动脉粥样硬化斑块。

【既往史】无特殊记录。

【西医诊断】高脂血症伴动脉粥样硬化。

【舌象】舌质暗，体胖大、齿痕，苔薄黄腻、水滑。

【脉象】

1. 右脉

（1）整体脉象：沉、细、紧、涩。

（2）分层脉象

第一层肺脉：细、小、短、偏紧，微钩、微涩；小于本位。寸大于关，关大于尺，尺甚微。至长，止短；来小去大。

第二层心脉：细、小、短、数，偏紧，小于本位，稍大于第一层脉；寸大于关，关大于尺；至长止短；来小，去大而短。寸位紧，关水形，尺不清晰。

第三层脾脉：与本位脉比较，大体相当，滑象明显，紧而少力、偏短、偏数；明显大于第一、二层脉。至长止短，来小去大；来去皆紧。关稍大于寸，尺部最小。

第四层肝脉：弦、滑、钩，兼涩，滑象明显。来细小偏紧，去大而短；至长止短。寸、关、尺三部皆有，寸大于关，关大于尺。该层明显"长"。

第五层肾脉：实、大、钩，兼涩，大于本位脉。来去皆有力，来偏小去大；至长止短，关大于寸，寸大于尺。

［脉象分析］

第一层：肺脉，该脉细、短、小，偏紧，小于本位，提示肺气虚，表阳不足。至长止短；来小去大，脉形为弦紧，提示阴中隐阳，"浮而紧"即为弦，木中之火上扰。患者应怕冷、头痛、头晕（患者确认情况属实）。

第二层：心脉，该脉小于本位，脉形细小短数，偏紧，提示心气不足，气血两亏，临床表现可出现易乏累、心情低沉、食欲差（患者确认情况属实）。至长止短，来小去大而短，提示在气血不足且偏寒的情况下，还有郁火，患者应有轻微口干（患者确认情况属实）。

第三层：脾脉，应"和柔相离"。该脉滑象明显，紧而少力、偏短。提示土虚、湿气盛，应食少易饱易胀、大便偏稀，乃土气不足，加之湿盛偏寒之故（患者确认情况属实）。

第四层：肝脉，该脉弦、滑、钩。"钩"为火象，提示肝火盛，则易口苦、脾气急；"涩""钩"提示肝中有瘀火。"来细小偏紧"提示腰腿怕凉（患者确认情况属实）。

第五层：肾脉，应为沉滑而软。该脉实、大、钩，兼涩，大于本位脉。来去皆有力，来偏小、去大；至长止短。关大于寸，寸大于尺。该脉钩形，肾火旺，应易口干，小便偏黄，夜尿频（患者确认情况属实）。

【综合分析】肺脾气虚，脾虚湿盛，肝肾瘀火。

2. 左脉

（1）整体脉象：右脉大，左脉小。

（2）分层脉象

第一层肺脉：该脉微小，小于本位。关偏大偏紧，寸细紧，尺无。

第二层心脉：该脉关大，寸细弦，尺无。

第三层脾脉：该脉关大、数（独大），寸沉细。来小，去大而短。

第四层肝脉：该脉关独大而滑。

第五层肾脉：该脉滑大，钩明显。尺独大。小于右脉第五层。

【病机分析】气虚、气滞，兼有血亏；脾胃寒湿盛、肝肾中瘀火重。

【治法】调脾、利湿、行气、养阴。

【方药】

紫苏子 8g	厚朴 6g	麦冬 15g	浙贝母 8g
太子参 15g	炒白术 15g	茯苓 15g	炙甘草 5g
清半夏 8g	陈皮 10g	胆南星 8g	桂枝 4g
醋香附 6g	白豆蔻 4g	白芍 15g	牡丹皮 12g
黑顺片 3g	熟地黄 20g	五味子 3g	桃仁 8g
土鳖虫 6g	生黄芪 15g	当归 12g	泽泻 10g
石菖蒲 5g	酸枣仁 15g	旱莲草 15g	

共 14 剂，水煎服，日 1 剂，早晚温服。

按：根据患者的临床表现，从中医角度而言，可以诊断为虚劳；然而，根据西医检查结果，从中医角度却无法命名。前些时候，有学者提出"血脉病"这一病名，这一名词符合《内经》的观点。首先,《内经》认为脉的功能是"壅遏营气，令无所避"；属于五体之一，又为血府；亦可以为"故邪"所侵而受病，如其所述"此皆尝有所伤于湿气，藏在血脉之中"的论述。由此可知，血脉中可以受邪；而"故邪"之种类并非一端，读者可阅读《灵枢·贼风》，或兼看黄元御对此篇的注解，可对"故邪"的理解更加清楚。

脉作为"血府"，可以受有形之邪，亦可因自身阴阳失衡而病，例如：高血压的成因之一即是由于其自身的收舒异常所致，时间即久，自身病深而其形亦受累。现代科技检查手法，只是认识手段的延伸，将了解到的情况，用中医的医理解释、分析，如此才可以称之为"中医"。

十九、头痛脉案

周女士，49 岁，门诊患者，初诊日期：2017 年 05 月 12 日。

【主诉】左侧头胀痛伴头晕 7 年余，加重 1 周。

【现病史】左侧头胀痛伴头晕 7 年余，1 周前因坐车后加重。头痛时，伴恶心，无呕吐。未行头颅相关检查。颈椎 X 射线检查发现椎体有轻微错位，未治疗。

【既往史】腰腿痛 2 年余。胃痛、黑便半年，未做相关检查。

【西医诊断】头痛、头晕原因待查，颈椎病。

【舌象】舌质淡暗，体胖大、齿痕，苔黄白腻。

【脉象】

1. 右脉

（1）整体脉象：沉、紧、稍短。

（2）分层脉象

第一层肺脉：细、紧、弦，少力，大小约同于本位脉。来细紧而迟、少力，去稍大而短，至长止短。三部比较，寸大于关，关大于尺，尺不清晰（甚微）。

第二层心脉：钩形，大小约同于本位脉。来细紧长，去短而大，至偏长、少力。寸关尺皆可及，尺部脉甚微。

第三层脾脉：细、紧、弦，小于本位脉。来长去短，至长止短。寸关尺皆有，寸钩、弦、紧；关滑象明显，起伏小，如营。

第四层肝脉：弦、紧、长，兼涩，比第三层脉长，大小约同于本位脉。至长止短，来急紧，去短。寸大于尺，尺大于关。

第五层肾脉：长、实、紧，有力（五层中最有力），现钩形。至长止短。寸稍小于关尺，关尺大小基本相同。

［脉象分析］

第一层：肺脉，平肺脉应为"浮涩而短"，其应急；现为夏令，肺气受节气"火"的影响，不应寒，故而紧形不应明显。其脉为"细紧"，提示肺气偏寒；第一层脉亦代表阳位，亦即背部，阳位气寒的临床表现应为后背怕凉、怕风（患者确认情况属实）。

第二层：心脉，心部之脉，除了现钩象之外，还有来盛去衰的特点；该脉来长而细小、少力，提示为心火不足。从第一、二层分析，患者表阳不足，则恶寒怕冷，尤其是后背。尺部现脉边，提示可能有阴虚，须要沉取或左脉脉象再确认。

第三层：脾脉，应"和柔相离"；该脉细、紧、弦，小于本位脉；提示脾胃之土阳气不足；且关位脉现出水形脉（滑且起伏小），进一步提示脾阳虚；临床表现应为食欲不佳，多食易腹胀，受凉后易腹泻（患者确认情况属实）。

第四层：肝脉，弦为本部之脉象，长提示阳气不虚，紧提示有寒，涩提示有瘀滞。至长止短亦提示木中阳气不虚；去短提示阴分不足，临床表现应有口干（患者确认属实）；结合涩象，提示肝中有郁火，患者可有性格急躁的特点（已核实）。肝脉寒热兼有，提示患者可有受凉后腿易抽筋（患者确认情况属实）。

第五层：肾脉。肾位之脉应为沉濡而滑。此患者的脉象为实大紧，且有钩形，提示肾中火旺。

【综合分析】阳位寒证而兼气郁，兼有阴分之热。

2. 左脉

（1）整体脉象：左手脉偏浮，浮于右手脉，提示阴分火旺。

（2）分层脉象

第一层肺脉：该脉弦大，有钩形，兼涩，大于本位。来稍紧，去大。寸关尺皆有。左手第一层涩感明显，右手第一层涩感不明显。从肺脉左右，即第一层比较分析，提示阴分有热，阳分偏寒。

第二层心脉：该脉弦大，有钩形。弦象明显，必有头晕，弦到心位，则易心烦（患者确认情况属实）。

第三层脾脉：该脉弦、实、钩，关涩。

第四层肝脉：该脉稍空。

第五层肾脉：该脉细小，有力。提示阴虚。

3. 综合左右脉分析

脾肾阳虚生湿，湿气瘀滞化痰，肝火化风夹痰上扰，故其头胀痛，受风、着凉、着急后头胀、头痛、头晕则加重。

【病机分析】脾肺阳分寒，肝肾阴虚有热，兼有脾虚湿盛。

【治法】健脾化痰、清肝平肝。

【方药】

生黄芪 10g	当归 10g	太子参 15g	炒白术 12g
茯苓 12g	炙甘草 6g	清半夏 6g	制南星 6g
白芥子 3g	干姜 3g	肉桂 2g	桂枝 3g
生蔓荆子 10g	羌活 8g	谷精草 20g	葛根 12g
白芍 15g	牡丹皮 6g	夏枯草 8g	炒栀子 6g
熟地黄 12g	芡实 20g	肉煨豆蔻 2g	钩藤 8g
五味子 2g			

共 7 剂，水煎服，日 1 剂，早晚温服。

按：根据患者主诉，以及舌脉分析，其头痛、头晕是由肝火加痰上扰所致。若按常理治疗只需平肝泻火涤痰治疗即可，然而脉象分析还查到患者还有脾肺气阳两虚证候存在。因此在处方时，不宜只治肝。然而究其主要病机为木旺，在平肝基础上，予以轻剂补气温阳。所以权衡之后，以上方治疗。这样治疗的结果就是治疗头痛起效稍慢，整体疗效偏好。若是只以平肝药物治疗，治疗头痛、头晕起效快；但是会伤到脾胃，整体疗效不佳。

二十、胸痹脉案

王女士，32岁，门诊患者，初诊日期：2017年05月19日。

【主诉】左侧胸闷憋气2年，加重1个月。

【现病史】左侧胸闷憋气2年，加重1个月。左侧卧位时加重，平躺或右侧卧位时缓解。受寒、紧张、剧烈运动时加重。已经在本院西医心内科就诊，ECG提示，窦性心律不齐。

【既往史】未有相关心脏病史。

【西医诊断】窦性心律不齐。

【中医诊断】胸痹。

【舌象】舌质红而暗，舌体胖大、齿痕，舌尖红，苔黄。

【脉象】

1. 右脉

（1）整体脉象：紧、涩、数。

（2）分层脉象

第一层肺脉：弦、紧、数，兼涩，大于本位脉。来细紧，去粗大；至长止短。三部比较，寸大于关，关大于尺，尺现脉边（很微小）。

第二层心脉：细、紧（少力而紧）、数，涩感明显，钩形不明显。从脉体长度来看，与本位脉比较，大体相当，但细于本位脉。三部比较，寸大于关，关大于尺。

第三层脾脉：细、紧、弦、涩。至长止短，来急（偏紧而数）去大。

第四层肝脉：整体为"盈实而滑，如循长竿"之病肝脉，兼有火形。细辨为滑、弦、紧、长、钩，稍涩。至长止短，来急去短、偏数。三部比较，关大于寸，寸大于尺。

第五层肾脉：实，至长止短，来急去数。寸、关、尺部皆可及，尺部偏大。

［脉象分析］

第一层：肺脉，该层脉大于本位脉，提示肺气太过；肺气太过按照《内经》所述则为"太过则令人逆气而背痛";患者亦出现肩背痛（患者确认情况属实）。"紧"主有寒，现为初夏，肺位不应出现紧象，此寒象的出现提示阳气不足，或受寒邪；结合病史可知为阳气不足。"弦"主木气盛；"肺朝百脉"，五脏之邪，皆可上扰于肺。右手脉"木气旺"，相应左手关位脉体应为独大（确实左手关脉独大）。"去大"为肺中阴火盛；从"肺朝百脉"的原理可知，此"火"亦可为他脏所传，需细寻来处。该脉还有明显的涩感。

第二层：心脉，心脉的经脉为钩，现为夏令，钩象本应显著；该脉钩形不明显，且少力，此为不及之脉，提示火位之气不足，也即"心"偏虚、偏寒；该患者年仅32岁，心火之气不足的原因，或为耗散过多，可能与长期熬夜有关（患者述其常于夜里12点以后才睡）；心火之气不足在临床表现应该出现心慌、易惊、心烦（患者确认情况属实）。

第三层：脾脉，该脉细、紧、弦、涩，而无"和柔相离，如鸡践地"之本象；提示脾胃之土不足之象，主要为气阳不足，气阳不足则运化无力；至长止短及去大，提示阳郁之象；与其舌象"胖大、齿痕、黄苔、舌尖红、质红而暗"相符；临床表现为易腹泻（患者确认情况属实）。"数"提示有热。脾胃有火，但寒湿重，可能不会出现口干（患者确认情况属实）。

第四层：肝脉，该脉为"盈实而滑，如循长竿"之病肝脉，兼有火形。提示木中木、火皆旺；然而其脉来紧，又提示有寒，即木中寒热皆有。木主一身之筋，兼主诸节；若是只有寒象不见火象，则主关节疼痛，及肢体抽搐；若此寒热并存，则主受寒时，尤其是在冬季，易出现关节痛及肢体抽搐（患者确认情况属实）。

第五层：肾脉，应沉濡而滑。该位脉实，大于本位之脉，提示肾气太过；其至长止短，去数，尺部独大。提示肾中有火，则小便黄、睡眠易醒（患者确认情况属实）。

（3）综合分析：脾肾阳气稍亏，肝肾瘀而化火。

2. 左脉

（1）整体脉象：左手脉整体细滑，右手脉比左手脉粗大。

（2）分层脉象

第一层肺脉：细紧，大于本位。寸大于关，关大于尺。"细紧"提示寒，患者以前应受过寒（患者确认情况属实）。

第二层心脉：细弦，来小去急，关独大。火位出现弦脉，但还有火象，为木火扰心，提示有头晕、头痛（患者确认情况属实）。

第三层脾脉：关独大。

第四层肝脉：关独大。

第五层肾脉：关独大。

3. 综合左右脉分析

脾肾阳气不足，肝肾瘀而化火，兼阴虚不足。

【病机分析】肝郁、脾胃寒湿盛。

【治法】调脾疏肝。

【方药】

柴胡 3g	白芍 15g	当归 10g	牡丹皮 8g
醋香附 6g	炙元胡 8g	谷精草 15g	天麻 3g
生蔓荆子 10g	生黄芪 10g	羌活 6g	炒白术 10g
陈皮 6g	紫苏子 6g	姜厚朴 6g	太子参 10g
法半夏 6g	麦冬 12g		

共 7 剂，水煎服，日 1 剂，早晚温服。

按： 此例病案所出现的病症是由于气滞所致，且有化火现象出现。按照一般的临证只要予以疏肝、清肝、行气药，如逍遥散加减即可。然而，因为每一个人的生活习惯、性格、饮食等方面的差异，在肝气瘀滞的情况下，其他脏腑的状态不适于以行气为主的泻法进行治疗；需要兼顾其他脏腑的虚实。再者，肝气瘀滞而太过；大多影响到脾、肺，通过脉诊，可以见到肺气不降，所以需要佐金平木，此法我经常使用，临床疗效不错。

二十一、心悸脉案

沈先生，男，78 岁。就诊日期：2017 年 07 月 28 日。

【主诉】反复心悸 6 年。

【现病史】患者于 6 年因患冠心病，行心脏支架术。术后反复出现心慌、气短，伴有时头晕、头痛（右侧为甚），手足麻木，双目干痒，下阴痒，睡眠可，多梦，大便可，小便频。

【既往史】高血压病史 6 年。冠心病 6 年。

【个人史】平素素食为主，日主食 500g/d。思虑重，易担忧、着急。

【辅助检查】心脏彩超（2017 年 6 月 29 日北京朝阳医院）示：二尖瓣、二尖瓣反流（轻度）；主动脉瓣反流（轻中度）。

【西医诊断】冠心病、高血压。

【舌象】舌质红中透暗，胖大、齿痕，苔中裂纹，舌面水滑，苔薄黄腻。

【脉象】

1. 右脉

（1）整体脉象：沉、大、滑、长、弦，有钩象。

（2）分层脉象及分析

第一层肺脉：轻取即有，虚不明显，浮不明显（夏季肺脉弱）。关稍大，寸偏小，尺偏小，关＞寸＞尺；至、止均等（肺气旺，气偏多）；来急去散。整体：短、滑、稍紧。

第二层心脉：钩、弦，有涩象；来偏小、不盛，去偏大，来长去短。寸、关大小大体相当，尺偏微小；心脉钩中透涩，钩为主，弦，有涩象；心脉稍弱。

第三层脾脉：弦、滑、钩，偏短，饱满偏紧，至长止短，来盛去亦盛（提示有瘀火）；土中有湿。

第四层肝脉：弦、滑、钩；至长止短，来盛去亦盛；寸、关、尺大小差不多；肝经湿热（下阴痒、小便频，患者证实属实）。

第五层肾脉：大、滑、洪、钩（分析有耳朵痒，患者证实情况属实）。

【综合分析】肝胆经湿热，心脉有瘀，气虚。

2. 左脉

（1）整体脉象：右脉＞左脉，气偏旺血偏虚；血虚，肝气偏旺。

（2）分层脉象

第一层肺脉：弦、紧，至长止短，来长去短，关稍大，寸不小，尺偏小。

第二层心脉：钩、弦，有紧形，偏数、偏长，寸＞关＞尺，至长止短，来长去短，来盛去亦盛。

第三层脾脉：明显小于右脉，细、弦、偏紧，涩象明显。关大，寸小，尺偏小。

第四层肝脉：来长去短、去偏大，关独大，寸、尺小。

【治则】健脾利湿，养血清热。

【方药】

柴胡 3g	白芍 15g	当归 10g	丹皮 10g

谷精草 15g	秦皮 6g	茵陈 8g	车前子 10g
生地榆 10g	炒白术 12g	茯苓 15g	大腹皮 8g
薏米 20g	桂枝 3g	姜黄 8g	太子参 12g
生黄芪 10g	熟地 15g	干姜 3g	

共 5 剂，水煎服，日 1 剂，早晚温服。

二十二、胸痹脉案

沈先生，69 岁，门诊复诊患者。就诊日期：2017 年 07 月 31 日。

【主诉】 间断胸痛、胸闷半年。

【现病史】 患者半年前因胸痛在我院入院治疗，冠脉 CTA 显示前降支冠状动脉狭窄 70%，诊断冠状动脉粥样硬化性心脏病、稳定型心绞痛。现仍有胸闷，就诊于我科。

【既往史】 高血压史 10 余年，最高达 160/100mmHg，于 2007 开始服用氨氯地平活喜 5mg，1 日 1 次，规律服用，血压控制在（120~130）/（70~90）mmHg，5 个月前因血压控制不良，加服氯沙坦钾（科素亚）10mg，1 日 1 次，现血压控制尚可。高脂血症，半年前开始服用阿托伐他汀。10 年前行腰椎间盘突出术。

【西医诊断】 冠心病、高血压、高脂血症伴动脉粥样硬化。

【舌象】 舌质暗、胖大，苔薄白。

【脉象】

1. 右脉

（1）整体脉象：右手曾做过心脏冠状动脉造影术。

（2）分层脉象

第一层肺脉：脉微，微小而滑、小而缓。寸、关大小约同，尺不清晰。来偏小，去偏大。

第二层心脉：稍大于第一层，脉体小而滑缓；关偏大，寸偏小，尺最小，尺仅现脉边；来小去大，至偏长、止偏短。

第三层脾脉：滑而缓。寸大于关，关大于尺。来小去大，至长止短。

第四层肝脉：弦滑，至长止短，关大于寸，寸大于尺。大于第三、二、一层脉。

第五层肾脉：大而弦，有力，大于第四层，为五层中最大。至长止短，来去皆有力，去大。

[脉象分析]

第一层：肺脉，该脉为微脉，《内经》称之为"小甚"。该脉小而滑、小而缓。寸、关大小约同，尺不清晰。来偏小，去偏大。平肺脉应来急去散，为秋脉。《内经》曰："秋脉者肺也，西方金也，万物之所以收成也，故其气来轻虚以浮，来急去散。""轻虚"为其体状，"以浮"为其有向上的动力。该脉没有向上的动力，说明其肺气虚。现为季夏时令，火气尚余，肺金本就为火所克，加之该患者肺金不足，所以肺金更弱，而现小而缓之脉。"小"是气血两亏，"缓"为有热，说明肺气不足，且有虚火，可知患者爱出汗、后背怕冷。"来小去大"是有虚火，提示：肺位本身气不足，肺主收，收不充分，加之内有阴火烧灼，肺气即开，则可出现爱出汗、乏力、易困等症状。询问后得到患者确认。

第二层：心脉，该脉稍大于第一层，脉体小而滑缓；关偏大，寸偏小，尺最小，尺部仅现脉脊；来小去大；至偏长，止偏短。

第三层：脾脉，该脉滑而缓。寸大于关，关大于尺。来小去大，至长止短。"缓"为热，"滑"为湿，提示土中湿气盛。土中湿与热皆盛，而正气不足。从饱满度上看，寸有力，而关偏大，提示土中湿气盛，瘀滞于关中，则饭后腹胀。土虚不运，瘀滞于中焦，则现口渴而不欲饮。湿热太盛，浸淫于腠理，阻滞气机，则现身痒。从该脉气虚、湿盛角度分析，可推知患者以往喜食肉类，患者确认情况属实。其胸闷明显在天冷时多现，源于其肺脉第三层大滑，天冷时节，一旦肺气收敛，气机即瘀滞，即现胸闷、喜叹息。

第四层：肝脉，患者服用酒石酸美托洛尔，脉上仍可从"来、去，至、止"上甄别。该脉弦滑，至长止短，关大于寸，寸大于尺。该脉大于第三、二、一层脉。说明肝经湿热也重，肝经热，表现脾气急，肝经湿表现较多，例如小便易黄、下部多汗等，患者确认情况属实。肝脉有涩感，其涩感不重，提示该患者可能脾气急（老年人脉道稍涩属常见，若涩太重，则说明平素情绪易于抑郁）。

第五层：肾脉，该脉大而弦，有力，大于第四层，为五层中最大，至长止短，来去皆有力，去大，提示肾中皆热水。肾中现热水，则表现易烦躁、睡眠欠佳。肾中湿热重时，沉在腰内，则可出现腰痛，患者确认情况属实。

第四、五层满大，兼紧形，说明身体虽有热，也兼有寒，湿气浸淫于关节中，则现关节易胀痛不适。

独取尺部：第三层即现弦大，第四、五层皆弦大，尺部独大，提示阴虚火旺，则现耳痒、耳鸣。尺部脉应细小滑匀，该脉现弦大，也说明患者平素脾气急。

【综合分析】脾肺气虚湿盛，肝肾阴虚火旺。湿为阴邪，阳气必亏，患者必怕冷（患者确认情况属实）。

2. 左脉

（1）整体脉象：左手脉大于右手脉，血里有热，且重取有芤象。左手关脉独大，提示肝气瘀滞。左尺脉明显小于右尺脉，右尺大，左尺小，提示肾水不足，阴虚火旺，易出现耳鸣。

（2）分层脉象

第一层肺脉：该脉大于右手脉第一层。

第二层心脉：该脉弦，大于右手脉第二层。"弦"在心位的神位，则易头晕，患者确认情况属实。

第三层脾脉：该脉大于右手脉第三层。

第四层肝脉：该脉大于右手脉第四层。

【病机分析】脾肺气虚湿盛，心肝肾阴虚火旺。

【方药】

太子参 15g	炒白术 15g	当归 12g	生黄芪 18g
清半夏 8g	柴胡 3g	胆南星 8g	炙甘草 6g
升麻 3g	桃仁 10g	牡丹皮 10g	陈皮 8g
茯苓 15g	白芍 15g	姜黄 10g	土鳖虫 6g
醋香附 6g	薤白 12g	延胡索 6g	桂枝 3g
片姜黄 6g	知母 6g	五味子 3g	熟地黄 20g
荜茇 2g	麦冬 15g		

14 剂，水煎服，日 1 剂，早晚温服。

二十三、眩晕脉案

吕女士，60 岁，门诊患者，就诊日期：2017 年 8 月 4 日。

【主诉】头晕半年。

【现病史】患者半年以来，骨折后出现头晕。

【**西医诊断**】眩晕（原因待查）。

【**中医诊断**】眩晕。

【**舌象**】胖大、苔白。

【**脉象**】

1. 右脉

（1）整体脉象：弦滑。

（2）分层脉象

第一层肺脉：弦、大、滑、紧、涩，大于本位脉；来小而迟，去大而短；寸大于关，关大于尺，尺甚微（不易触及）。

第二层心脉：弦、涩，偏紧，钩形不明显；大小约同于本位脉；来小去大；至偏长、止偏短；寸大于关，关大于尺，尺微。

第三层脾脉：滑，偏紧、偏数，稍小于本位脉。来小紧，去偏大；至长止短。寸大于尺，尺大于关。

第四层肝脉：病肝脉，"盈实而滑，如循长竿"。寸、关大小约同，尺稍小。

第五层肾脉：粗大，为病肾脉，"按之如盈葛"。尺大于关，关大于寸。至长止短，来去皆有力。

［脉象分析］

第一层：肺脉，该脉弦、大、滑、紧、涩，大于本位脉，来小而迟，去大而短，寸大于关，关大于尺，尺微（若有若无）。肺脉大，肺朝百脉，肺位脉出现弦大脉象；首先提示肺气不足，木气太旺。木太旺上扰于肺，即现头晕、头痛。

第二层：心脉，应为钩脉。《内经》称之为钩脉，后世医家称之为洪脉。"洪"指脉的力度，"钩"讲的是脉的形状，二者所述是由于侧重点不同。该脉弦、涩，偏紧，钩形不明显，大小约同于本位脉，来小去大，至偏长止偏短，寸大于关，关大于尺，尺微。该脉细小，心脉出现弦象，提示心中气机瘀滞。

第三层：脾脉，应"和柔相离，如鸡践地"。该脉滑，偏紧、偏数，稍小于本位脉；来小紧，去偏大；至长止短。寸大于尺，尺大于关。整体脉不短，但步伐短。"偏紧"提示土寒，应少食生冷之物。

第四层：肝脉，该脉为"盈实而滑，如循长竿"之病肝脉，脉体长，为太过之脉。寸、关大小约同，尺稍小。

第五层：肾脉，该脉为"按之如盈蒉"之病肾脉。肾脉应"沉濡而滑"，即偏细、柔弱，按之不绝。该脉粗大肾经有热。尺大于关，关大于寸。至长止短，来去皆有力。

【综合分析】心脉与尺脉对比可推知患者性格急躁，头晕为木气上扰所致。

2. 左脉

整体脉象：关脉独大。分析与右手寸口脉一致。

【病机分析】肝肾阴虚火旺挟湿、湿热上扰、心脾不足。

【治法】平肝、健脾、佐金。

【方药】

苏子6g	厚朴6g	浙贝母8g	麦冬15g
太子参10g	炒白术10g	茯苓12g	炙甘草4g
陈皮8g	白豆蔻4g	桂枝1g	白芍10g
柴胡3g	当归10g	丹皮8g	干姜3g
谷精草12g	僵蚕6g	清半夏6g	胆南星8g
川续断6g	大腹皮6g	炒薏米20g	熟地黄10g

共7剂，水煎服，日1剂，早晚温服。

二十四、梅核气脉案

李女士，50岁，门诊患者，初诊日期：2017年08月09日。

【主诉】咽喉不适，口咸半年，伴气短。

【现病史】近半年，咽喉不适，有异物感，阵发性口咸，最近加重伴有气短。

【既往史】2016年10月北京协和医院诊断为睡眠呼吸暂停综合征，需使用呼吸机。2011年中日友好医院诊断哮喘。有短期的血压不稳定史，使用呼吸机后，血压稳定。无高脂血症。

【西医诊断】咽部神经官能症。

【舌象】舌体胖大、质暗、苔薄黄而润。

【脉象】

1. 右脉

（1）整体脉象：沉、大、涩。

（2）分层脉象

第一层肺脉：微、细、甚小、紧。来迟，来去、至止不清晰。寸大于关，尺未及。

第二层心脉：小、钩、弦，小于本位脉；寸、关大小约同，尺微。来长、去短；至长、止短。

第三层脾脉：滑，少力，"柔"不明显，小于本位脉，寸大于关尺，关、尺大小约同；来迟小，去偏大而短；至止长短约同。

第四层肝脉：弦、滑、紧、短（步伐）、涩；短于本位脉，寸大，关尺小。

第五层肾脉：大、涩，有钩象，五层中最长最大；寸大于关，关大于尺。来去皆有力，去偏大，至长、止短。

［脉象分析］

第一层：肺脉，应"来急去散"。该脉微、细、甚小、稍紧，"来急""去散"皆不明显。来迟，来去、至止不清晰（因太小）。寸大于关，尺无。"细、小，偏紧"提示肺气不足，其表现有气短。肺气虚，提示表阳偏亏，其表现后背怕冷怕风。肺脉稍紧，提示气短、胸闷（喜叹息）、头晕。肺受寒而紧，不能正常布气，肺中有寒，肌表偏凉，则怕冷，遇冷后头背部不适。以上症状得到患者确认。

第二层：心脉，应为钩脉，该脉钩、弦、小，小于本位脉，寸关大小约同，尺微（第二层尺微属正常）。来长去短；至长止短。现为初秋时节，心脉稍小于本位脉，稍有不足，但不重（秋令，金旺，火囚）。该脉提示心火基本正常。

第三层：脾脉，应"和、柔"。该脉滑，少力，"柔"不明显，小于本位脉，寸大于关尺，关尺大小约同，来迟小，去偏大而短，至止长短约同。提示脾虚湿盛，概由其以前饮食偏凉所致（患者诉喜冷食）。土位空，提示土虚。第一、二、三层脉皆短，土虚而短，提示食欲欠佳，大便偏稀而频，腰痛怕冷。患者脚畏热，实由虚所致，而非阳旺。

第四层：肝脉，应"濡弱招招，如揭长竿末梢"。该脉稍长于第三层，但短于本位脉，提示肝气不足。该脉整体特点为弦、滑、紧、短（步伐）、涩，寸大，关尺小。提示上焦气郁、气滞，而致胸闷。"滑、涩，少力"提示腿乏力，常抽筋，指关节胀。肝脉寒热交杂，兼有郁热，则皮肤磕碰后，易现皮下瘀斑（上述表现得到患者确认）。

第五层：肾脉。该脉大、涩，五层中最长最大，有钩象，寸大于关，关大于尺。来去皆有力，去偏大，至长止短。提示患者思虑多，爱着急，口干。

【综合分析】气阳虚，阴分火旺、兼瘀。

2. 左脉

（1）整体脉象：整体浮于右手脉，关部独大，提示肝肾火旺。

（2）分层脉象

第一层肺脉：弦而涩，"弦"提示木旺。

第二层心脉：细、弦、涩、钩，偏小，少力，提示心气虚。

第三层脾脉：弦、细、紧、涩，提示脾土虚寒，与右脉第三层相合。

第四层肝脉：弦、滑、涩、细，来小去大而短，提示肝气血不足，与右脉第四层相合。

第五层肾脉：滑、大、涩，钩象明显，五层中最大，提示肾阴火旺，与右脉第五层相合。

3. 综合左右脉分析

阳位：气阳不足；阴位：肝肾瘀滞化火。

【病机分析】脾肺阳虚，肝肾瘀、火。

【治法】健脾温阳化湿、清肝凉肾。

【方药】

太子参 15g	炒白术 12g	茯苓 15g	炙甘草 6g
大腹皮 6g	泽泻 8g	陈皮 8g	肉桂 2g
桂枝 2g	白芍 15g	干姜 4g	柴胡 3g
当归 12g	盐黄柏 3g	盐知母 3g	红茜草 8g
旱莲草 8g	牡丹皮 6g	生黄芪 12g	

共 7 剂，水煎服，日 1 剂，早晚温服。

二十五、失眠脉案

王女士，65 岁，门诊患者。初诊日期：2017 年 08 月 18 日。

【主诉】失眠、多汗 2 年。

【现病史】患者于就诊前 2 年，因思虑过重后出现失眠、多汗。经多院治疗，病情时轻时重。

【既往史】发现血脂异常 6 年，现服用降脂药物。

【**西医诊断**】失眠。

【**舌象**】舌体胖大、齿痕、质暗，舌苔薄白。

【**脉象**】

1. 右脉

（1）整体脉象：沉滑。

（2）分层脉象

第一层肺脉：短、小，大小约同本位脉。关稍大，寸稍紧，关大于寸，寸大于尺，尺现脉边（微甚之意）。来迟，止长至短。

第二层心脉：短，小于本位脉，来小而紧。关大于寸，寸大于尺，尺现脉边。止长至短。

第三层脾脉：脉小、短、滑、稍紧、少力，小于本位脉，关大于寸尺，寸尺约同。来短小去稍大，至止约同。

第四层肝脉：脉滑、涩、小、偏紧，小于本位脉；长大于第一、二、三层脉。关大于寸尺；来小、去大，至长止短。

第五层肾脉：滑、实、大，有钩形，五层中最大，关大于寸，寸大于尺。来小去大，至长止短。

［脉象分析］

第一层：肺脉，应为"轻虚以浮""来急去散"。该脉短、小，大小约同本位脉。关稍大，寸稍紧，关大于寸，寸大于尺，尺现脉边。来迟，止长至短。该脉有"轻"象，很薄；无"虚"象，为缓；无"浮"象；无"来急"，有"去散"。现虽为初秋，但天气仍闷热，肺脉应稍现"来急"，不应见缓。"缓"为热，主热伤之后果，一为有热、一为气虚。此为肺虚而有热，腠理不闭，则多汗。寸位有紧形，紧为寒，因腠理开后，易恶寒怕冷。现确稍有感寒，患者诉其后背怕冷、怕风。尺部第一层即现脉边提示阴虚。"来迟""止长至短"皆提示肺阳虚。

第二层：心脉，应"来盛去衰"。该脉短，小于本位脉，来小而紧。关大于寸，寸大于尺，尺现脉边。止长至短。脉"短，小"则心火不足，怕冷，精神不济。"来小而紧"，提示心阳不足而寒，则易困易累（患者确认情况属实）。心为君主之位，心阳不足，则神无以养，则记忆力差。任物之谓心，心气不足，则易惊（患者确认情况属实）。

第三层：脾脉，该脉小、短、滑、稍紧、少力，小于本位脉，关大于寸尺，寸尺约同。来短小去稍大，至止约同。提示脾虚湿盛。细诊发现其脉关部独大，提示其以前食欲佳、食量大，现在食后易腹胀（患者确认情况属实）。

第四层：肝脉，应为"如揭长竿末梢"的弦脉。该脉滑、涩、小、偏紧，小于本位脉，长大于第一、二、三层脉。提示关节痛、腿受寒易抽筋等。关大于寸尺，来小去大；至长止短。一、二、三层皆为虚寒证，且虚而有热，稍有感寒。而第四层为典型的寒湿证，寒湿而稍有化热。其肝脉阳气稍虚，肝中湿浸，腰腿关节应易出现酸痛。

第五层：肾脉，该脉滑、实、大，有"喘喘累累如钩"之形，五层中最大，关大于寸，寸大于尺。来小去大，至长止短。提示肾中有火，则小便色黄、味重。

【综合分析】劳心过度，耗伤心脾之气，则气虚湿盛。

2. 左脉

（1）整体脉象：浮于右手脉，关部独大，提示肝肾火旺。

（2）分层脉象

第一层肺脉：小，关大于寸，尺无，来稍急去稍短，大于右脉第一层。

第二层心脉：关独大。

第三层脾脉：关独大。

第四层肝脉：关独大。

第五层肾脉：尺关大，寸小。

3. 综合左右脉分析

气虚之后出现湿滞，湿滞之后肾火不减，所以乏力易困，多汗失眠。另气虚则麻（患者确有局部麻木现象）。

【病机分析】劳心过度，心火不足，脾肺气虚，肝肾阴虚火旺。

【治法】从神治。劳心则气阳偏亏，桂枝、大枣通心阳，加甘草以缓心之急，用生龙骨、生牡蛎收魂魄，五味子、桑叶清表、清火、收汗。

【方药】

桂枝 6g	白芍 10g	炙甘草 8g	大枣 6g
生龙骨 15g	生牡蛎 15g	桑叶 15g	五味子 3g
浮小麦 20g	生黄芪 10g	当归 10g	炒白术 12g
炒黄柏 4g	肉桂 2g		

共 7 剂，水煎服，日 1 剂，早晚温服。

二十六、水肿脉案

李女士，49 岁，门诊患者，初诊日期：2017 年 09 月 29 日。

【主诉】胸闷，伴下肢沉重、水肿 4 年。

【现病史】患者 4 年前常于出现胸闷气喘，活动后加重，且伴有下肢沉重，下肢及脚踝凹陷性水肿，晨起眼睑水肿，亦有自汗出，易疲劳。平素多熬夜，每日睡眠时间约 5 小时。平素饮食尚可，近期食欲欠佳，稍进食即有饱胀感。二便可。

【既往史】血压平素正常，偶有血压高，睡眠差时次日血压可高至 150mmHg，未曾服药。自诉 8 月份体检，肝肾功能未见异常。

【西医诊断】水肿（原因待查）。

【中医诊断】水肿。

【舌象】胖大齿痕，质红，薄黄苔，舌面稍干。

【脉象】

1. 右脉

（1）整体脉象：沉滑。

（2）分层脉象

第一层肺脉：小于本位脉，细、小、滑、稍弦、数、稍涩。寸大于关，尺未及。来急（紧），去短数。

第二层心脉：小于本位脉，细小而涩，稍紧。寸关有，关小，尺稍现（微）。来细小，去大而短。

第三层脾脉：小、紧，稍涩。寸钩、关平、尺细微。来，细紧有力；去大紧有力。

第四层肝脉：实而有力、短（体大而短）、钩。寸大于尺，尺大于关。来少力，去大而实兼涩，至长止短。

第五层肾脉：最大、最长、最实，钩形明显。寸大于尺，尺大于关。来长去短，至长止短。

［脉象分析］

第一层：肺脉，该脉小于本位脉（脉体小），脉形滑多、弦少。整体滑、细、小、数，稍弦，稍紧，稍涩。肺脉应"轻虚以浮，来急去散"，该脉有"轻""虚""来急"，但脉体小、滑稍多。滑稍多，则肺气不足，气短、精力差

（患者确认属实）。数为热（应细辨此热来自何处）。肺脉本涩，稍涩无恙。寸大于关，尺无。来急，去短数，则肺气郁。

第二层：心脉，应"来盛去衰"。该脉小于本位脉，心脉为钩，虽为秋令，也应钩象明显，不应如此小。提示经常熬夜，耗伤心气，患者诉其有长期熬夜史。心脉涩，提示思虑过度。该脉整体细小而涩，稍紧，与秋令天气转凉也有关。来细小，去大而短。寸关有，尺稍现脉边，整体提示患者心气不足。又，其脉寸大，而关尺小甚，则胸闷，受凉后更明显。患者诉确有胸闷，动即喘闷。关小，脾胃之火不足，则食欲差，平素贪凉食所致。患者确认情况属实。

第三层：脾脉，应"和柔相离，如鸡践地"。该脉小、紧，则少食即饱。稍涩，涩为滞，则大便难，或偏稀，或难下。关位现水形，土中水多且寒，多饮则留滞于胃脘，必不适。该脉小、紧，寸钩、关平、尺细微，提示脾胃不好，且腰痛。尺微则火虚，兼细小则气血亏。下元气血亏、湿滞而瘀，则腰酸痛、腰腿怕凉（患者确认情况属实）。来细紧有力，去大紧有力，提示土中有瘀火，则口干（患者确认情况属实）。

第四层：肝脉，应为"耎弱招招，如揭长竿末梢"。该脉不耎，实而有力、短（体大而短）、钩，提示肝气瘀滞，且有化火之嫌。来少力，去大而实兼涩，也是肝气瘀滞的佐证。

第五层：肾脉，该脉最大、最长、最实；滑象明显，钩形明显，寸大于尺，尺大于关。提示肾中火旺，可见睡眠欠佳，小便黄，也可见耳鸣。来长去短，至长止短。该脉反映患者平素身体好，近期劳累过度（患者确认上述分析属实）。肾脉主水，大滑提示水盛，故而患者出现水肿。

【综合分析】气虚、气滞；水湿内蓄且有热象（热水之象）。

2. 左脉

（1）整体脉象：左手关脉独大。

（2）分层脉象

第一层肺脉：细微甚，关独大，寸尺小，来稍急，去短。

第二层心脉：寸微，关大，尺微。

第三层脾脉：弦，关独大。

第四层肝脉：关独大。

第五层肾脉：大而钩。

【病机分析】思虑过重，心脾两虚，致水湿内蓄；五志化火，伤及肝肾，致肝肾阴虚火旺，水湿内蓄，阻滞气机，可致气滞及化火。脾肾不足，导致肢体乏力。

【治法】温中健脾行气，平肝凉肾，稍养阴。

【方药】

银柴胡 6g	生黄芪 12g	当归 10g	太子参 15g
陈皮 8g	炒白术 12g	炙甘草 6g	干姜 3g
肉桂 2g	紫苏子 6g	姜厚朴 6g	浙贝母 6g
麦冬 20g	鲜地黄 10g	白芍 15g	牡丹皮 15g
旱莲草 12g	醋香附 5g	桑叶 15g	五味子 3g
白豆蔻 5g			

共 7 剂，水煎服，日 1 剂，早晚温服。

按：虽其下元有火，但不可用知柏之类苦寒重药下之。因其脉紧，要固护其阳气，可用凉药，不可用寒药。用凉药时，要加肉桂、干姜护阳，人之阳气本无多，"阳气者，若天与日，失其所则折寿而不彰"。

二十七、喘证脉案

马女士，66 岁，住院患者，脉诊日期：2017 年 11 月 13 日。

【主诉】咳嗽咳痰伴胸闷憋气 8 个月余，加重 2 个月余。

【现病史】患者 8 个月前因劳累后引发咳嗽咳痰，伴胸闷憋气，不得平卧。曾在外院住院治疗，诊断为"慢性心功能不全急性发作，心功能Ⅲ级，扩张性心肌病，冠状动脉粥样硬化性心脏病（待确诊），高血压病 3 级（很高危）"。经治疗后症状好转出院。入院前 2 个月再次发作，严重时不能平卧，需端坐呼吸。再次就诊，胸部 X 片：左心增大，主动脉弓钙化。心电图示：窦性心律，一度房室传导阻滞，心电轴左偏，完全性左束支传导阻滞，室性早搏。为求进一步诊治，随来我院就诊，门诊以"心衰"收入院。

【既往史】高血压 30 余年，最高达 180/110mmHg。平素规律服用氯沙坦钾片 100mg，1 日 1 次，酒石酸美托洛尔缓释片 47.5mg，1 日 1 次；血压控制尚好。否认糖尿病史。高血脂病史 8 年余，规律服用阿托伐他汀 20mg，1 日 1 次。冠心病 6 余年，否认脑血管疾病史、神经精神疾病史、肝炎史、结核史、疟疾史，预防接种史不详，6 年前行子宫内膜癌全子宫切除术，否认外伤史、输血史，无食物或药物过敏史。

【西医诊断】扩张性心肌病，心功能不全，高血压。

【舌象】胖大、舌面津液少，苔薄黄腻。

【脉象】

1. 右脉

（1）整体脉象：大、滑、弦。

（2）分层脉象

第一层肺脉：整体大、弦、少力、紧、偏数；来小，去大而短；至长止短。寸大于关，关大于尺。

第二层心脉：偏长，紧；来小紧，去大而偏短；至长止短，整体少力。

第三层脾脉：紧、实，形体大；来小去大；至长止短。关大于寸，寸大于尺。

第四层肝脉：长、弦、滑、紧，有钩形。

第五层肾脉：大、滑、紧，尺大于关，关大于寸。

［脉象分析］

第一层：肺脉，整体大、弦、少力、紧、偏数，来小去大而短，至长止短。寸大于关，关大于尺。该脉偏数，形体大，现为初冬之令，提示肺寒而有虚火。此虚火不是肺本身之火，应源于其他脏腑。因肺朝百脉，五脏六腑之火皆可上扰于肺。该脉"大""弦"，应为心火木火所扰。"来小"，肺气虚，则乏力、背部怕冷。整体"少力"，则疲乏无力（患者确认情况属实）。

第二层：心脉，该脉偏长、紧，来小紧，去大而偏短。提示"火"（心阳）不足，虚火（阴火）盛，心也分心阴心阳，心气不足。心脉应"来盛去衰"，该脉来不盛，去反盛，为心火不及之脉。至长止短，整体少力，心火少力则火不足而寒。所以患者有脚凉、腰腿怕冷。

第三层：脾脉，该脉紧、实，形体大；来小去大，至长止短。关大于寸，寸大于尺。提示脾虚运化不利，食后及多食易腹胀，土瘀滞于中焦则大便黏滞不畅。

第四层：肝脉，应为"耎弱招招，如揭长竿末梢"。该脉长、弦、滑、紧，有钩形。木中现火形，肝中有火，表现在睡眠方面，则睡眠欠佳、易醒。木中湿气盛，关节胀痛不适。紧为寒，木寒，则易抽筋。肝火扰胃则反酸。肝脉紧提示其人易惊。木火旺则爱着急，眼睛不适（患者诉常觉目痒、流泪等）。

第五层：肾脉，应"沉濡而滑"。该脉大、滑、紧，尺大于关，关大于寸。尺部独大，大滑向上浮，则下肢水肿。肾中浊水化热，则小便黄、有异味。

【综合分析】脾虚，水湿重；肝气瘀滞，肝肾火旺，虚火上炎。

2. 左脉

（1）分层脉象

第一层肺脉：该脉为小脉，小、滑、紧，水形脉，关有，寸尺无。提示肺气太弱，心气不足。

第二层心脉：脉小，该脉关大，尺大，寸小。寸应大，却小；有来无去，提示阴伤，口干。

第三层脾脉：脉滑。

第四层肝脉：小于右手。

第五层肾脉：小。

3. 综合左右脉分析

左脉阴火盛，右脉阴虚，整体阴虚火盛。土湿盛则身重乏力。

【病机分析】阴虚火盛、湿盛。

【治法】温中、利水，益气、行气，养阴、平肝。

【方药】

生白术 20g	泽兰 15g	泽泻 15g	白豆蔻 5g
炒薏米 30g	茯苓 30g	紫菀 6g	炙甘草 3g
桂枝 4g	当归 10g	升麻 6g	熟地黄 25g
干姜 5g	黑顺片 3g	太子参 20g	白芍 15g
醋香附 8g	肉豆蔻 3g	生黄芪 15g	铁皮石斛 6g
银柴胡 8g	浙贝母 6g	紫苏子 6g	大腹皮 10g
麦冬 15g			

共 14 剂，水煎服，日 1 剂，早晚温服。

二十八、喘证脉案

（一）初诊

崔女士，72 岁，门诊患者，复诊日期：2017 年 11 月 14 日。

【主诉】气短、喘 3 年。

【现病史】患者于就诊前 3 年半，因胸痛诊为心梗，予以支架治疗。及予抗血板、降脂等治疗后出现喘、气短及下肢水肿，诊为心梗后心衰，现接受西医规范治疗。

【西医诊断】慢性心衰（心功能Ⅲ级）。

【中医诊断】喘证。

【舌象】舌淡暗、偏小。

【脉象】

1. 右脉

（1）整体脉象：小、短、少力而紧。

（2）分层脉象

第一层肺脉：整体小、少力，寸有，关尺不明显。寸小、少力、稍弦，来小去大。

第二层心脉：整体小、细、短、紧，钩形不明显。寸关有，尺不明显。来小弱无力，去短而稍大。

第三层脾脉：有钩，但小、紧、弦，尺大，大于关寸，关、寸大小约同。比第二层心脉长、大，整体步伐偏短，仍长于第二层。

第四层肝脉：整体弦、实、紧，有钩形，尺部独大，关寸皆小。比第三层脉稍长、紧。

第五层肾脉：整体紧、滑、弦，稍钩，尺有，寸关无。比第四层脉稍粗、短。

［脉象分析］

第一层：肺脉，该脉整体小、少力，寸有，关尺不明显，寸小、少力、稍弦，来小去大。首先提示肺气甚虚，且肺气不布。去大，提示阴火而口干。

第二层：心脉，应"来盛去衰"。该脉来不盛，去反盛，为心火不及之脉。整体小、细、短、紧，钩形不明显。提示心火不足，则精力差、食后易困（患者确认情况属实）。

第三层：脾脉，应"和柔相离，如鸡践地"。该脉有钩，但小、紧、弦；尺大，大于关寸，关寸大小约同。该脉比第二层心脉长、大，整体步伐偏短，仍长于第二层，土位出现火形。内现钩形，外现紧形，提示食欲稍好转。尺部第三层大滑，明显大于关部：土主湿，土中湿气下沉则腿肿，故腿肿应还有。土脉细小，则土不足，又脾主四肢，故气虚、四肢无力。第一、二、三层脉皆紧，提示阳气不足，则怕冷，手脚凉（患者确认情况属实）。

第四层：肝脉，该脉整体弦、实、紧，有钩形，尺部独大，关寸皆小。木中寒火并存。关部木小紧，提示土中气机弱，运化乏力（木主动，土中木小紧则土不动），则食后不化，水蓄内停不运。该脉稍长于第三层，但紧。木主筋，木中寒湿重则易抽筋（患者确认情况属实）。整体气虚血亏，肢体手脚易麻木（患者确认情况属实）。肝脉仅尺大，关寸甚小，肝血虚不能上承，则眼干涩、视物不清、疲劳。木主升，尺大则木不升，肝气不舒展，故头脑反应迟钝、懒动、周身紧。

第五层：肾脉，该脉比第四层脉稍粗，短。整体紧、滑、弦，稍钩；尺有；寸关无。水不上承则口干、眼干。该脉浮取无，沉取有且紧，为阴脉。阴盛的人，虽有口干也不想喝水，且喝水后不舒服（患者确认情况属实），《伤寒论》中"口渴不欲饮"，讲的就是阴脉。

【综合分析】从五层脉象综合分析可知，患者病机复杂。其中，主要病机是气虚所导致。胃之大络不能输布足够的宗气于一身，使各个脏腑的功能皆减退，而出现血瘀、水蓄等。脉象亦提示患者以前操心受累、情志不畅（现在已改善，患者确认情况属实）。

2. 左脉

（1）整体脉象：好于右手脉，心肝脉大于右手脉。

（2）分层脉象

第一层肺脉：大于右脉第一层，寸最大，关尺不清晰。寸大而滑缓。

第二层心脉：缓、大、滑，关稍大于寸。滑为有湿，心宫有湿则易头晕、头不清亮。大为神气舒展（患者确认情况属实）。

第三层脾脉：缓、大、滑、少力。提示土虚无力。寸空，心不任物则善忘。从度上看，患者述记忆力比以前应下降了1/3~1/2。

第四层肝脉：缓，稍钩，有来无去。虚火上扰，则上身多汗，下身无汗（患者确认情况属实）。

第五层肾脉：小、滑，稍钩，来大去小。

3. 综合左右脉分析

右脉紧，左脉缓。该患者主要是气虚。左脉主血，脉象较右手尚佳。左脉尺部第三层浮起，心肝肾脉明显大于右脉，缓、大。缓为有热，阳气偏盛；大也是阳气偏盛。该脉问题所在是去短，真阴伤，即为血亏。再与左脉第四层有来无去相印证，来者为阳，去者为阴，无去即无阴，即真阴伤。女子以血用事，男子以气用事。女子左大为顺，男子右大为顺。该患者为女性，左脉大于右脉，好生将养则无大患。从左右两脉上看，因湿气盛则身沉、腰背痛尺大，示真阴亏、有虚火，真阴亏则不能濡养，故有酸痛。患者确认情况属实。

【病机分析】脾肺气虚，水湿内蓄；血虚、血热。

【治法】温阳、益气、健脾（为主），稍行气。

【方药】

苏子 3g	麦冬 15g	生黄芪 15g	檀香 5g
薤白 10g	白豆蔻 5g	茯苓 15g	炒白术 15g
当归 10g	太子参 20g	熟地黄 20g	法半夏 6g
炙甘草 5g	姜黄 6g	山萸肉 5g	桃仁 6g
桂枝 3g	甘松 5g	干姜 3g	银柴胡 6g
升麻 3g	白芍 8g	乌贼骨 8g	泽兰 10g
香附 5g	大腹皮 6g		

共 14 剂，水煎服，日 1 剂，早晚温服。

二十九、水肿脉案

刘女士，60 岁，门诊患者，初诊日期：2017 年 11 月 22 日。

【主诉】持续下肢水肿 10 余年。

【现病史】下肢水肿 10 余年，服降压药后加重。诉夜间心慌，平素手脚冷、纳稍差、颈上汗多。近期曾做生化检查：血糖 8.3mmol/L，血尿酸 153μmol/L，血清白蛋白 4.6g/L，糖化白蛋白比值 17.7%，LDL-C 3.36mmol/L，HbA1c 7.1，甲功（-），肝肾功（-）。

【既往史】糖尿病、高血压 10 余年。

【西医诊断】高血压，糖尿病。

【舌象】舌胖大、质淡，苔白腻。

【脉象】

1. 右脉

（1）整体脉象：沉滑。

（2）分层脉象

第一层肺脉：甚微，至止，来去皆不清晰。寸有，关尺无。

第二层心脉：细、弦、紧、短、滑（短：脉体偏长，脉步偏短）。来长去短，稍钩；至稍长，止稍短。寸有、尺稍有、关不清晰，寸大于尺，尺大于关。

第三层脾脉：小、实、短、滑、紧，稍弦。步伐短，至长止短；来偏长，去偏短。关大于尺，尺大于寸。

第四层肝脉：涩、小、紧、实、弦，稍钩；至长止短；来去长短约同。关大于尺，尺大于寸。

第五层肾脉：大、滑、实、紧，有钩形，大于第三、四层脉。

［脉象分析］

第一层：肺脉，该脉甚微，至止来去皆不清晰。寸有，关尺无。提示肺气虚，应出现乏力、神疲困倦、后背怕凉怕风（患者确认情况属实）。

第二层：心脉，该脉细、弦、紧、短、滑，脉体偏长，脉步偏短。至稍长止稍短。寸有、尺稍有、关不清晰，寸大于尺，尺大于关。提示中焦火少，则胃寒。来长去短，稍钩，火气不足，则手脚偏凉怕冷。从右脉一、二层可知，其人思虑重（患者确认情况属实）。

第三层：脾脉，该脉小、实、短、滑、紧，稍弦，步伐短，至长止短，来偏长去偏短。关大于尺，尺大于寸。提示土寒，可出现身沉累，稍进食即觉腹胀（患者确认情况属实）。

第四层：肝脉，该脉涩、小、紧、实、弦，稍钩，至长止短，来去长短约同。关大于尺，尺大于寸。"紧"为寒，肝脉紧，则腿易抽筋、周身紧。肝血瘀，则身体磕碰之后，皮肤易出现瘀斑（患者确认情况属实）。

第五层：肾脉，大、滑、实、紧，有钩形，大于第三、四层脉。

（3）综合分析：右脉上（浮位）小，下（沉位）大，气虚而阴火盛，挟瘀。

2. 左脉

（1）分层脉象

第一层肺脉：左手肺脉比右脉第一层大而滑，有洪（火）形。心（寸）位有钩形，心火尚好。

第二层心脉：心脉与第一层相同，心位有钩形，但滑，则有时头不清亮。

第三层脾脉：滑，有钩形，则有口干。舒缓太过，提示气虚。

第四层肝脉：火旺，钩形大，则好动，不喜静（患者确认情况属实）。

第五层未记录。

3. 综合左右脉分析

右脉涩，左脉滑。右主气，涩则气郁。左主血，滑则湿气盛，形成原因为劳作过多（患者确认情况属实）。

【病机分析】脾肺气虚、气滞，脾虚而水湿盛，心火旺。

【治法】益气、行气、清心火。

【方药】

太子参 12g	麸炒白术 12g	茯苓 15g	炙甘草 5g
大腹皮 6g	干姜 3g	陈皮 8g	法半夏 8g
炒栀子 6g	淡豆豉 10g	淡竹叶 6g	肉桂 3g
紫菀 8g	泽兰 12g	泽泻 10g	炙五味子 2g
白芍 8g			

共 7 剂，水煎服，日 1 剂，早晚温服。

三十、痞满脉案

刘女士，67 岁，门诊患者，初诊日期：2017 年 11 月 29 日。

【主诉】腹胀纳差 20 余年，加重 3 个月余。

【现病史】患者 20 年前无明显诱因出现腹胀、纳差、口苦。近 3 个月加重并且伴有黄痰，时有头晕、半身麻木。大便日 1~2 次、不成形。

【既往史】高血压、冠心病、糖尿病、高脂血症、股骨头坏死。

【西医诊断】腹胀（原因待查），高血压，冠心病，糖尿病。

【舌象】质淡暗、胖大、齿痕，苔薄黄腻。

【脉象】

1. 右脉

（1）整体脉象：脉体偏沉、滑。

（2）分层脉象

第一层肺脉：滑、紧、偏有力、稍钩。至长止短，来稍急。寸大于关，关大于尺，关浮于寸，尺部脉象甚微、模糊。

第二层心脉：数、滑、洪。来小去大。关大于寸，寸大于尺。

第三层脾脉：小于本位脉，大于第一、二层，钩、滑、饱满。至长止短，来去皆大且撞指有力。关大于寸，寸大于尺。

第四层肝脉：弦、滑、实、小、紧、偏短。至长止短，来长去短。来去皆有力，来数。尺大于关，关大于寸。

第五层肾脉：实、钩。来去皆有力。尺大于关，关大于寸。

［脉象分析］

第一层：肺脉，该脉滑、紧、偏有力、稍钩。寸大于关，关大于尺，关浮于寸，尺部现脉边。至长止短，来稍急。肺脉中现滑象、钩象，提示肺中水湿盛且有热；所以患者有黄痰。

第二层：心脉，该脉数、滑、钩。关大于寸，寸大于尺。来小去大。提示湿气盛，火在关中旺，胃火旺则欲食，但食后易腹胀（患者确认属实）。

第三层：脾脉，该脉小于本位脉，大于第一、二层。然而整体现钩、滑、饱满，也即"实而盈数，如鸡举足"；此为病脾脉。关大于寸，寸大于尺。至长止短，来去皆大且撞指有力。提示土中湿气盛、热盛甚，土中热盛则不仅欲食且口干，患者确认情况属实。胃脉实，患者腹泻大便稀，可稍缓解其腹胀，否则腹胀更重。

第四层：肝脉，该脉弦、滑、实、小、紧、偏短，至长止短，来长去短，来去皆有力，来数。尺大于关，关大于寸。脉撞指有力、偏短，提示木中寒湿盛，且有火。肝脉小、偏短，则大便溏稀黏、关节痛、晨起指胀（患者确认情况属实）。

第五层：肾脉，该脉实、钩，为病肾脉，"如引葛，按之益坚"。来去皆有力，"如弹石"，睡眠差。尺大于关，关大于寸。肾火旺，与第一层尺现脉边相合，则睡眠差、小便黄、热。

（3）综合分析：主要提示水湿重、阴火旺。

2. 左脉

（1）分层脉象

第一层肺脉：小、滑、微、偏散，无力。来小去大。寸大于关，关大于尺。提示阴虚。

第二层心脉：滑而偏散。来小去大而短，至长止短。寸大于关，关大于尺。

第三层脾脉：滑、缓。来少力去有力，来偏散去偏紧。寸大于关，关大于尺。

第四层肝脉：细、小、偏缓，提示腿脚乏力，无法行远。

第五层肾脉：细、小、偏缓、偏滑。

综合左右脉分析：左脉寸大，右脉尺大，心火引动相火。左脉提示肝血虚，则眼易干涩。"中焦受气，取汁变化而赤，是谓血"，该患者中焦虽气旺，但湿气淤滞太重，则血难生而虚。左尺明显小于右尺，提示阴虚火旺，肾火扰土，土中湿热交杂，则腰痛。

【病机分析】木郁、土虚夹湿，兼有阴火。

【治法】疏土利湿清肾火。

【方药】

柴胡 4g	醋香附 6g	白芍 15g	熟地黄 15g
当归 10g	麸炒白术 15g	茯苓 15g	甘草 6g
大腹皮 6g	陈皮 8g	黄柏 4g	白豆蔻 5g
肉桂 3g	旱莲草 12g	泽泻 8g	干姜 3g
炒紫苏子 5g	浙贝母 8g		

共 7 剂，水煎服，日 1 剂，早晚温服。

三十一、水肿脉案

赵先生，77 岁，门诊患者，复诊日期，2017 年 12 月 05 日。

【主诉】胸闷、气短、乏力 3 年。

【现病史】患者与 1991 年因胸痛在外院诊为心肌梗死，于 2001 年行冠脉搭桥手术，并于 2011 年再次因胸闷胸痛等症就诊，行 PCI 手术治疗。6 个月前稍事活动后出现胸闷、气短，伴有双下肢水肿。UCG 提示心脏扩大、心脏收缩功能下降，给予西医规范化治疗。1 个月前来门诊就诊。经服用中药及西药规范化治疗后，较前好转明显；步行原来由 100m 增至 200m。10 日前病情有所加重，现已恢复。

【既往史】高脂血症、糖尿病。

【西医诊断】冠心病，陈旧心梗，冠脉搭桥术后、PCI 术后，心功能不全，心功能Ⅲ级。

【中医诊断】水肿。

【舌象】质暗、胖大、水滑。

【脉象】

1. 右脉

（1）整体脉象：沉、小、滑、紧。

（2）分层脉象

第一层肺脉：微、无力、稍紧。寸有，关有。来、去，至、止皆不明显。

第二层心脉：小、滑、短、少力、偏迟。来微，去稍大；至短止长。关稍大，寸小，尺无。

第三层脾脉：滑、紧、少力、偏小、稍钩，大长于一、二层。来稍有力、去稍长；至长止短。寸大于关，关大于尺。

第四层肝脉：弦、紧、滑而涩，长于第三层。来细紧有力、去偏大；来长，去短；至长，止短。关大于尺，尺大于寸。

第五层肾脉：小、实、紧。尺大于关，关大于寸。来去皆有力。

［脉象分析］

第一层：肺脉，该脉微、无力、稍紧。寸、关可及。来、去，至、止皆不明显。提示典型的肺气虚，其表现应为疲倦、乏力、易困。

第二层：心脉，该脉小、滑、短、少力，偏迟。来微，去稍大；至短，止长。提示心火不足。关稍大，寸小，尺无。"偏迟"与其服用酒石酸美托洛尔有关。

第三层：脾脉，该脉滑、紧、少力，偏小，稍钩，大长于一二层。来稍有力、去稍长；至长止短。寸大于关，关大于尺。该脉具有病脾脉"实、盈"之特点，提示脾土水湿重。稍钩，提示水湿已有瘀而化火之象。总之，脾土气阳偏亏、水湿瘀的基础上，稍有化热；故患者可出现口干（患者确认情况属实）。

第四层：肝脉，该脉弦、紧、滑而涩，长于第三层。来细紧有力，去偏大，来长去短；至长止短。关大于尺，尺大于寸。其肝中有湿、寒、瘀，虚实夹杂。虚为阳气虚，实为有寒湿，寒湿浸于肝，则爱抽筋、晨起手关节易胀。寒湿重则腰痛（患者确认情况属实）。

第五层：肾脉，该脉小、实、紧。尺大于关，关大于寸。尺部最大，在下焦为寒湿蒙闭化火，则睡觉轻、小便黄。来去皆有力，提示寒湿重。

（3）综合分析：脾肺气虚挟水湿。

2. 左脉

（1）分层脉象

第一层肺脉：微、少力而紧。寸大于关，寸有，关不明显。

第二层心脉：短、滑、少力。关大于寸，关短，寸虚。

第三层脾脉：小于右脉第三层。

第四层肝脉：小于右脉第四层。

第五层肾脉：细、紧。

3. 综合左右脉分析

右脉肺气虚、气滞，脾土寒、湿、瘀。左脉心气不足、肝血不足，为典型血虚脉。

【病机分析】宗气不足，而致诸虚，其中以脾肺气虚阳虚，而致水湿寒而瘀为主。宗气源于脾胃；《内经》述："食气入胃，宗气、津液、糟粕分为三隧。"宗气不足，从脾胃论治。

【治法】助土、利水、化痰瘀。

【方药】

麦冬 12g	紫菀 6g	茯苓 30g	炒白术 20g
太子参 20g	生黄芪 20g	清半夏 8g	陈皮 8g
白豆蔻 5g	胆南星 8g	柴胡 4g	白芍 12g
甘松 6g	当归 12g	桂枝 5g	熟地黄 25g
姜黄 10g	醋香附 6g	远志 5g	桃仁 8g
大腹皮 6g	土鳖虫 6g	泽兰 12g	黑顺片（先煎）3g
山茱萸 6g	薤白 12g	紫苏子 5g	

共 14 剂，水煎服，日 1 剂，早晚温服。

三十二、喘证脉案

徐先生，男，47 岁，门诊患者，初诊日期：2018 年 1 月 3 日。

【主诉】乏力、活动后胸闷喘憋加重 1 年。

【现病史】2010 年活动后出现胸痛，心前区及胸骨后明显，呈压榨性疼痛，伴左侧肩背放射性疼痛，持续数分钟，休息后疼痛减轻。在某医院就诊，心电图 "ST 段改变"，诊断为"冠心病、不稳定型心绞痛、高血压"。后在青岛医院行冠状动脉造影示：右冠脉近中段管壁不光滑，可见粥样斑块形成，远端 100% 闭塞，行冠状动脉支架术，植入 2 枚支架。2016 年 8 月胸痛、胸闷再次发作，症状较前加重，在青岛医院急诊，心电图示 V_1–V_6 导联、ST 段弓背向上抬高，诊断为"冠心病，急性前壁心肌梗死"，行冠状脉造影术示：左前降支 100% 闭塞，予左前降支植入支架一枚。2017 年在青岛市某医院住院复查，超声诊断示：

左室增大，左室收缩、舒张功能减低，射血分数 30%。诊断为心梗后慢性心衰。因乏力、活动后胸闷喘憋加重来我科就诊，要求中医联合治疗。

【既往史】高血压史 8 年、高脂血症 10 年。

【西医诊断】冠心病，陈旧心梗，慢性心衰（心功能Ⅱ级）。

【中医诊断】喘证。

【舌象】舌体稍胖有齿痕，质暗。

【脉象】

1. 右脉

（1）整体脉象：小、沉、滑。

（2）分层脉象

第一层肺脉：小甚，偏缓。

第二层心脉：细、紧，稍钩，钩象不明显。

第三层脾脉：短、滑、紧、迟，关部独大、紧而少力；来小紧，去大而短。

第四层肝脉：小、滑、紧。

第五层肾脉：滑、实。

［脉象分析］

第一层：肺脉，小甚，偏缓。肺气虚而不收，则多汗。"小甚"提示肺气虚，提示表阳不足，则后背怕风怕冷（患者确认情况属实）。

第二层：心脉，细、小、紧，稍钩，钩象不明显。心为火位，火位为钩脉。该脉钩象不明显，则火不足而神倦，心不能任物。其表现为易心烦、神疲倦怠、睡眠欠佳（患者确认情况属实）。

第三层：脾脉，该脉短、小、滑、紧、迟，关部独大、紧而无力，来小紧去大而短。"来小紧"，提示土中阳气不足。"小、紧、滑"则土中寒湿盛，易腰酸，遇寒则腰痛。"迟"与其服用酒石酸美托洛尔有关。若单从右脉看，不能多食，多食则易腹胀；"紧"为寒，胃寒食凉则不适。

第四层：肝脉，该脉小、滑、紧。提示肝为寒湿所浸，则腿易抽筋，晨起指关节易有肿胀感。

第五层：肾脉，该脉滑、实。提示下肢易肿胀、水肿。

（3）综合分析

脾肺气虚、寒湿稍重、微有阴火。微有阴火则口干，寒湿胜则不欲饮，所以患者口干不想喝水，多饮则停留于胃脘而不适。单从右脉分析患者可有心思重，患者确认情况确实如此。该患者来自青岛，乃海滨城市，多湿气重、阴气盛。

2. 左脉

分层脉象

第一层肺脉：微甚，不清晰，指下微有。

第二层心脉：细、微、小。

第三层脾脉：滑、细、稍紧。心位（寸）紧。

3. 综合左右脉分析

脉整体沉、小、滑，必然重伤过阳气（熬夜、过量饮酒、情绪易波动）。肝脉大则易于急躁。

【病机分析】阳气大伤、湿盛、阴虚。亦是宗气虚，但本例患者以上焦心肺气虚为主。

【治法】益气升阳、行气化痰、活血破瘀、养血。

【方药】

太子参 15g	炒白术 12g	生黄芪 15g	升麻 3g
银柴胡 6g	陈皮 8g	当归 12g	炙甘草 6g
白豆蔻 5g	桂枝 4g	法半夏 8g	胆南星 6g
檀香 6g	醋香附 6g	炙元胡 6g	白芍 10g
姜黄 8g	土鳖虫 6g	石菖蒲 5g	熟地黄 12g
茯苓 12g	干姜 3g	薤白 12g	铁皮石斛 12g

共 7 剂，水煎服，日 1 剂，早晚温服。

按：患者脉象显示瘀滞较重，为心包自身之络有痰瘀故邪，故而方中亦加入化瘀、化痰药。

参考文献

[1]李澎涛，王永炎，黄启福. 毒损脑络病机假说的形成及其理论与实践意义[J]. 北京中医药大学学报，2001，24（1）：1-7.

[2]田德禄. 中医内科学[M]. 北京：人民卫生出版社，2002.

[3]张伯礼，薛博瑜. 中医内科学[M]. 第二版. 北京：人民卫生出版社，2012.

[4]王建华，王永炎. 出血性中风、缺血性中风急性期证候演变规律的研究[J]. 中国中医急症，2001，10（4）：215-217.

[5]商洪才，张伯礼. 中医中风病危险因素及先兆症（证）研究系统评价[J]. 中国中医药信息杂志，2002，9（3）：71-73.

[6]国家中医药管理局脑病急症科研组. 中风病辨证诊断标准[J]. 北京中医药大学学报，1994，17（3）：64-66.

[7]陈清棠. 临床神经内科学[M]. 北京：北京科学技术出版社，2000.

[8]SmithWS. Pathophysiology of focal cerebral ischemia: atherapeutic perspective[J]. JVasIntervRadiol. 2004, 15: S3-S12.

[9]王笑中，焦守恕. 神经系统疾病症候学[M]. 北京：人民卫生出版社，1979.

[10]PeterDuus. 神经系统疾病定位诊断学[M]. 北京：海洋出版社，1995.

[11]BuÈteuschCM, NetzJ, WesslingM, etal. Remote changes in cortical excitability after stroke[J]. Brain, 2003, 126: 470-481.

[12]MeishuQuea, SchienebK, WittebOW, etal. Widespread up-regulation of N-methyl-D-aspartate receptors after focal photothrombotic lesion in rat brain. Neuroscience Letters[J]. 1999, 273（2）：77-80.

[13]CamiloO, GoldeteinLB. Seizures and epilepsy after ischemic stroke[J]. Stroke, 2004, 35: 865-871.

[14]孙红斌. 脑卒中与癫痫[J]. 实用医院临床杂志，2008，5（2）：32-34.

[15]CamiloO, GoldeteinLB. Seizures and epilepsy after ischemic stroke[J]. Stroke, 2004, 35（7）：1769-1775.

［16］杨太生．关于弦脉的体会点滴［J］．辽宁中医药大学学报，2007，9：11-12.

［17］张保荣，黄建国．弦脉脉象临床观察报告［J］．湖北中医杂志，2001，23：19-21.

［18］AdamsHP, ZoppoG, AlbertsMJ, etal. Guidelines for the early management of adults with ischemic stroke［J］. Stroke, 2007, 38: 1655-1711.

［19］MorgensternLB, HemphillJC, AndersonC, etal. Guidelines for the management of spontaneous intracerebral hemorrhage［J］. Stroke, 2010, 41: 2108-2129.

［20］TraceyF, StoutRW. Hyperglycemia in the acute phase of stroke and stress response［J］. Stroke, 1994, 24（2）: 524-525.

［21］沈燕，刘德孔．脑出血应激性高血糖与病灶情况的研究［J］．现代中西医结合杂，2008，17（30）：4737-4738.

［22］岳广欣，陈家旭，王竹风．中医心肝肾三脏在应激反应中的作用［J］．辽宁中医杂志，2005，32（6）：528-530.

［23］唐雪梅．浊邪及其致病机理探讨［J］．辽宁中医杂志，2006，33（11）：1416-1418.

［24］张丽玲，张刚，张丽萍．张志钧从痰瘀论治中风的经验［J］．中华中医药杂志，2006，21（4）：229-230.

［25］朱文锋．国家标准应用·中医内科疾病诊疗常规［M］．长沙：湖南科学技术出版社，1998.

［26］李军，王阶．病证结合的冠心病心绞痛病因病机探讨［J］．中国中医基础医学杂志，2007，13（7）：531-533.

［27］马莳（明）．黄帝内经素问注证发微［M］．北京：人民卫生出版社，1998.

［28］王洪图．内经学［M］．北京：中国中医药出版社，2004.

［29］王冰（唐）．重广补注黄帝内经素问［M］．北京：人民卫生出版社，1983.

［30］孙刚，烟建华.《内经》"心主血脉"学术解读［J］．中华中医药学刊，2008，26（6）：1312-1314.

［31］胡国臣．喻嘉言医学全书［M］．北京：中国中医药出版社，1999：182.

［32］张锡纯著，王云凯，杨医亚，李彬之校点．医学衷中参西录［M］．石家

庄：河北科学技术出版社，1990：155-158.

［33］（清）尤怡. 金匮翼［M］. 北京：中国中医药出版社，1996：158.

［34］马玉红，周鸿飞，于净. 吴鞠通对安宫牛黄丸的认识及运用浅识［J］. 中国中医基础医学杂志，2005，11（7）：544-545.

［35］潘新华，王培训，王宁生. 安宫牛黄丸及其类方临床应用概况［J］. 新中医，2001，33（12）：64-66.

［36］印会河，张伯讷. 中医基础理论［M］. 上海：上海科学技术出版社，1984.

［37］邓铁涛. 中医诊断学［M］. 上海：上海科学技术出版社，1984.

［38］杨上善. 黄帝内经太素［M］. 北京：人民卫生出版社，1955.

［39］胡国臣. 张景岳医学全书［M］. 北京：中国中医药出版社，1999.

［40］戚仁铎. 诊断学［M］. 北京：人民卫生出版社，1979.

［41］胡剑北. 中医心脏形体及其医理研究［J］. 中医文献杂志，2008，6期：25-28.

［42］张效霞，王振国."心主血脉"是解剖学发现吗［J］. 江西中医学院学报，2005，17（2）：8-18.

［43］徐湘亭.《内经》若干名词考证［J］. 上海中医药杂志，1983，NO.9：37-39.

［44］张英英，刘清国，刘金艳，等. 脏腑络脉探析［J］. 北京中医药大学学报，2014，37（4）：224-226.

［45］王进. 论络脉［J］. 辽宁中医药大学学报，2007，9（6）：3-5.

［46］胡国臣. 张志聪医学全书［M］. 北京：中国中医药出版社，1999.

［47］BaevKV. Highest level automatisms in the nervous system: a theory of functional principles underlying the highest forms of brain function.ProgNeurobiol. 1997, 51: 129.

［48］FristonK. Functional integration in the brain. In: FrackowiakRSJ, FristonKJ, eds. Human Brain Function. SecondEd. Boston: Elsevier Academic Press; 2004: 972-973.

［49］MountcastleVB. Anorganizing principle for cerebral function: the unit module and the distributed system. In: EdelmanGM, MountcastleVB. The Mindful Brain. London: The MIT Press; 1978, 38-41.

后 记

本书经过近 8 年的努力终于完稿。其目的是展示中医独特的思维模式——"阴阳五行"在脉诊方面的应用。该脉法长期以来秘而不宣，既已得知，如若隐藏，恐如同中医其他绝技一样，除只留下一些传说之外而再无传承，实是愧对祖师。至于学习掌握本脉法，难点有三。其一，按照阴阳五行的辨别方法，将左右手的整体、分层、分点辨认清楚。此过程需要大量的临床实践。其二，解脉。这一点最难，解脉需要掌握及灵活应用《内经》所讲述的大部分医理。必须将这些医理熟记于心中。切记《内经》所述的医理，其实也就是脉理；二者实是一而非二。能知此者，方可言脉。还有，医理并非离开常理，离开常理的医理，绝非正确的医理。其三，山有脉络水有源，续断且牵连。病皆有因，病后必有果。通过脉诊或和问诊了解到病的因、病后的果——对其他脏腑的影响，以便分清主、次、缓、急，对治疗大有裨益。

以笔者学习中医的历程，总结出一句话，可以与读者共勉："知识是学来的，功夫是练出来的，道理是悟出来的。"

还有需要说明的是，在本书的撰写过程中，涉及《内经》医理对现代疾病的分析方面，史载祥老师给予鼓励及无私的帮助。在脉案录音、文字整理录入方面，徒弟王丽敏、廖新妹，我儿子张羽龙做了不少的工作。文字校对方面，我科王燕大夫也是在百忙之中抽出时间予以帮助。在此一并致谢。最后，感谢中日友好医院，感谢我们科室良好的工作环境。